Michael Knodt

Cannabis-Extraktion

Michael Knodt

Cannabis-Extraktion

Konzentrate, Extrakte
und Haschisch-Herstellung

IMPRESSUM

Michael Knodt
Cannabis-Extraktion

Nachtschatten Verlag AG
Kronengasse 11
CH-4500 Solothurn
www.nachtschatten.ch
info@nachtschatten.ch

2. Auflage 2023

Fachlektorat: Markus Berger
Korrektorat: Jutta Berger
Layout und Bildredaktion: Nina Seiler
Umschlaggestaltung: Sven Sannwald

Druck und Herstellung:
Druckerei und Verlag Steinmeier, Deiningen

ISBN: 978-3-03788-588-8

Der Nachtschatten Verlag wird vom Bundesamt für Kultur mit einem Strukturbeitrag für die Jahre 2021–2024 unterstützt.

INHALT

VORWORT
Die Mission

Als ich vor 35 Jahren das erste Mal ein Cannabis-Extrakt in den Händen hielt, wusste ich sehr wenig über dessen Herkunft. Ich hatte damals in den USA angefangen, ab und zu Cannabis in Blütenform zu rauchen. So war ich bei der Rückkehr nach Deutschland umso überraschter, dass es auf dem europäischen Schwarzmarkt zu dieser Zeit fast ausschließlich Cannabis-Extrakte in Form verschiedener Haschisch-Sorten zu kaufen gab. Mit ein wenig Glück gab es damals auch manchmal Haschisch-Öl aus Marokko oder dem Libanon zu erwerben.

Die Qualität des Haschischs und des Hasch-Öls waren reine Glückssache. Haschisch kam meist aus Marokko und war oft von so minderer Qualität, wie man sie heutzutage kaum noch findet. Der THC-Gehalt der damals berühmten »Europlatte«-oder »Standardplatte» überstieg selten zehn Prozent, oft lag er sogar darunter. Doch auch zu Zeiten der Dominanz von »Standardplatte« und »Border-Paki« (schlechtes schwarzes Haschisch) gab es bei guten Fachverkäufern regelmäßig cannabinoide Leckereien.

Denn anders als heute war Cannabis damals noch weltweit geächtet. So fand die Produktion ausschließlich in den klassischen Anbauländern wie Marokko, Afghanistan und Pakistan statt. Moderne Errungenschaften, die heute ein selbstverständlicher Teil der oft legalen Cannabis-Extraktion sind, waren den ersten Hanf-Veredlern im Rif, in der Bekaa-Ebene oder im Hindukush fremd.

In den Coffeeshops der Niederlande gab es zwar Haschisch aus allen Teilen der Welt. Doch alle anderen Extrakte, die man im

Volksmund Hasch- oder Cannabisöl nennt, gelten in den Niederlanden als »harte Drogen« und sind dort noch heute genauso verboten wie Heroin oder Kokain. Deshalb hat das liberale Land im Norden Europas zwar viel zur weltweiten Verbreitung von Cannabiskultur und Cannabisanbau beigetragen. Doch in Sachen Extraktionstechniken ist man in den Niederlanden nicht besonders weit. Nicht einmal Bedrocan, Europas einziger und größter Hersteller von medizinischem Cannabis, darf Cannabisöl produzieren. Das Cannabisöl in deutschen Apotheken stammt deshalb auch immer von Produzenten außerhalb der Niederlande.

Auf Spurensuche

Ich bin 1991 das erste Mal nach Marokko gereist, um ein wenig mehr über die Herkunft der Substanz in Erfahrung zu bringen, die in meiner Heimat immer noch als gesellschaftsgefährdend galt. Damals war ich überrascht, wie hochpotent das Haschisch war, das die Bauern im Rif mit einfachsten Mitteln produzierten. Die Sache hatte allerdings einen Haken: Die beste Qualität, die in Europa fälschlicherweise »Zero« oder »ZeroZero« genannt wird, trat zu dieser Zeit sehr selten den Weg übers Mittelmeer an. Das Beste, was man in einem Amsterdamer Coffeeshop erstehen konnte, war Haschisch der ersten oder zweiten Siebung, wie ich während meines ersten Marokko-Aufenhalts erfahren sollte.

»Zero« oder »ZeroZero« sind eigentlich reine Legenden. Bei deren Herstellung wird gar nicht gesiebt, denn es handelt sich um die nullte Siebung, wie der Name sagt. Das heißt, der Bauer klopft oder rollt die getrocknete Pflanze ganz sanft über den Rand einer Schüssel. Die wenigen Trichome (Harzdrüsen), die dabei herabrieseln, sind die nullte Siebung und decken nicht einmal den Eigenbedarf des Bauern. Die beste Qualität, die in den Verkauf gelangt, ist allenfalls die erste Siebung. Auch die zweite oder dritte Siebung ist noch sehr potent. Doch der Großteil der Exportware wurde aus der vierten, fünften oder gar sechsten Siebung gewonnen und hatte so einen sehr hohen Pflanzenanteil. War das Haschisch des fünften oder sechsten Durchgangs so wenig potent, dass es aufgrund des niedrigen Trichom-Anteils nicht mehr zusammenkleben wollte, mischte der Bauer eine kleine Menge gutes Haschischpulver unter. So wurden dann die für den Export bestimmten Platten gepresst.

Nachdem man in Europa Mitte der 1990er Jahre angefangen hatte, selbst Cannabis zu produzieren, brach der Markt für minderwertiges Haschisch aus Marokko langsam aber sicher ein. Die marokkanischen Bauern fingen daraufhin an, sich neben der Quantität ihrer Ernte auch wieder mit deren Qualität zu beschäftigen, und Rucksackreisende trugen dazu bei, indem sie die Rif-Bauern mit Saatgut aus Spanien oder den Niederlanden versorgten. So findet man im Rif-Gebirge, aus dem immer noch über 90 Prozent des in Europa konsumierten Haschischs stammen, heute wieder viel besseres Haschisch als vor 30 Jahren.

Mein erstes Mal

Nach meiner ersten Reise nach Marokko hatte ich mir vorgenommen, mehr über die Techniken der Cannabis-Veredelung in Erfahrung zu bringen. 1998 nahm ich dann bei einem deutschen Auswanderer eine Schnapsdestille in Marokko in Betrieb. Die hatte ich beim Bauern meines Vertrauens aufgebaut, um selbst mein erstes eigenes Haschöl zu machen. Mein marokkanischer Freund hatte zu meiner Freude irgendwie Hexan als Lösungsmittel aufgetrieben. Dieser langkettige Kohlenwasserstoff löst die Cannabinoide perfekt von Stängeln und Blättern und verdampft ähnlich gut und schnell wie das heute oft genutzte Butangas oder Dimethylether. Normalerweise benutzte man damals Alkohol oder Aceton als Lösungsmittel; die Extraktion mit Butan oder CO_2 waren zu dieser Zeit noch unbekannt.

Der Aufbau der Destille und des Magnetrührers für das Sieden des Hexans waren kompliziert und umständlich, doch das Ergebnis war umwerfend: eine fast farblose Flüssigkeit mit ganz leichtem Bernstein-Teint, die auch bei den erfahrenen und mit einer hohen Toleranz ausgestatteten Rif-Bauern Erstaunen sowie tiefrote Augen verursachte.

Ich staune bis heute immer wieder darüber, mit welch primitiven Mitteln es die Rif-Bauern schaffen, hochqualitative Extrakte zu produzieren, die von Natur aus einen sehr hohen CBD-Anteil haben (siehe Kapitel **Haschisch sieben**). Auf der anderen Seite bewundere ich die technische Entwicklung, die sich dank einer in Teilen legal agierenden Cannabis-Industrie im vergangenen Jahrzehnt so rasant entwickelt hat wie kaum ein Sektor innerhalb dieser gerade erst entstehenden Branche.

Patientenkollektive aus Kanada und den USA hatten das medizinische Potenzial von Cannabis-Extrakten schon Anfang des Jahrtausends erkannt. Aufgrund des legalen oder zumindest tolerierten Status war es dort möglich, Cannabis zu medizinischen Zwecken anzubauen und zu veredeln. So ist zum Beispiel die erste simple Vorrichtung zur Butan-Extraktion von Cannabis, der **Honey Bee Extractor**, ein Kind dieser Zeit. Im Laufe der Jahre professionalisierten sich einige dieser Kollektive und wurden aufgrund der Legalisierung an der gesamten US-Westküste sowie in Kanada zu Hauptakteuren eines neuen Marktes. In Kanada stiegen ab 2012 Investoren ein und gaben der Entwicklung nochmals einen enormen Schub.

Heute gibt es viele verschiedene Techniken zur Cannabis-Extraktion: Die Wirkstoffe werden wahlweise mittels Butan, CO_2, Dimethylether, Alkohol, durch Sieben, Wärmezufuhr oder eine Schwimm-Sink-Trennung vom Pflanzenmaterial getrennt. Der Rechtsstatus der Extrakte ist je nach Produktionsstätte sehr unterschiedlich: Es gibt legal produzierte zum Freizeitkonsum (Kanada), legal produzierte zum medizinischen Konsum (Deutschland, Kanada, Uruguay sowie eine stetig wachsende Zahl weiterer Länder), nach regionalem Recht legal produzierte zum Freizeitkonsum (Teile der USA, Spanien) und natürlich komplett illegale (Rest der Welt).

So habe ich mich nach fast 25 Jahren weltweiter Recherche dazu entschlossen, die aufgrund des Cannabisverbots unübersichtliche Welt der Hanf-Extraktion in diesem Buch ein wenig genauer zu beleuchten und auch interessierten Laien ein wenig näherzubringen. Das Wichtigste dabei ist, den Sicherheitsaspekt nie aus den Augen zu verlieren. Denn anders als bei naturbelassenem Cannabis können Fehler bei der unprofessionellen Herstellung von Cannabis-Extrakten fatal sein und im schlimmsten Falle gar tödlich enden.

Aufgrund der historischen Entwicklung der Cannabis-Extraktion stelle ich die traditionellen Techniken am Anfang des Buches vor, um mich später den innovativen Techniken zu widmen, mit denen heutzutage medizinische Standards erreicht werden. Ganz zum Schluss gibt es noch ein paar Tipps, wie man die meist mit viel Liebe und Aufwand hergestellten Konzentrate am sinnvollsten und effektivsten verwenden kann.

Viel Spaß beim Lesen!
Micha

Ein großes Dankeschön an Bobby, Oli, Chris, Stef, Krümel, Markus, Marker, Enno, Schmiddie, Yavuz, Melinda, Mino, Tara, Thea, Ben, Basti und Max & Max für die Unterstützung. Ohne Euch hätte ich es nie geschafft! Ich bin Euch tief verbunden.

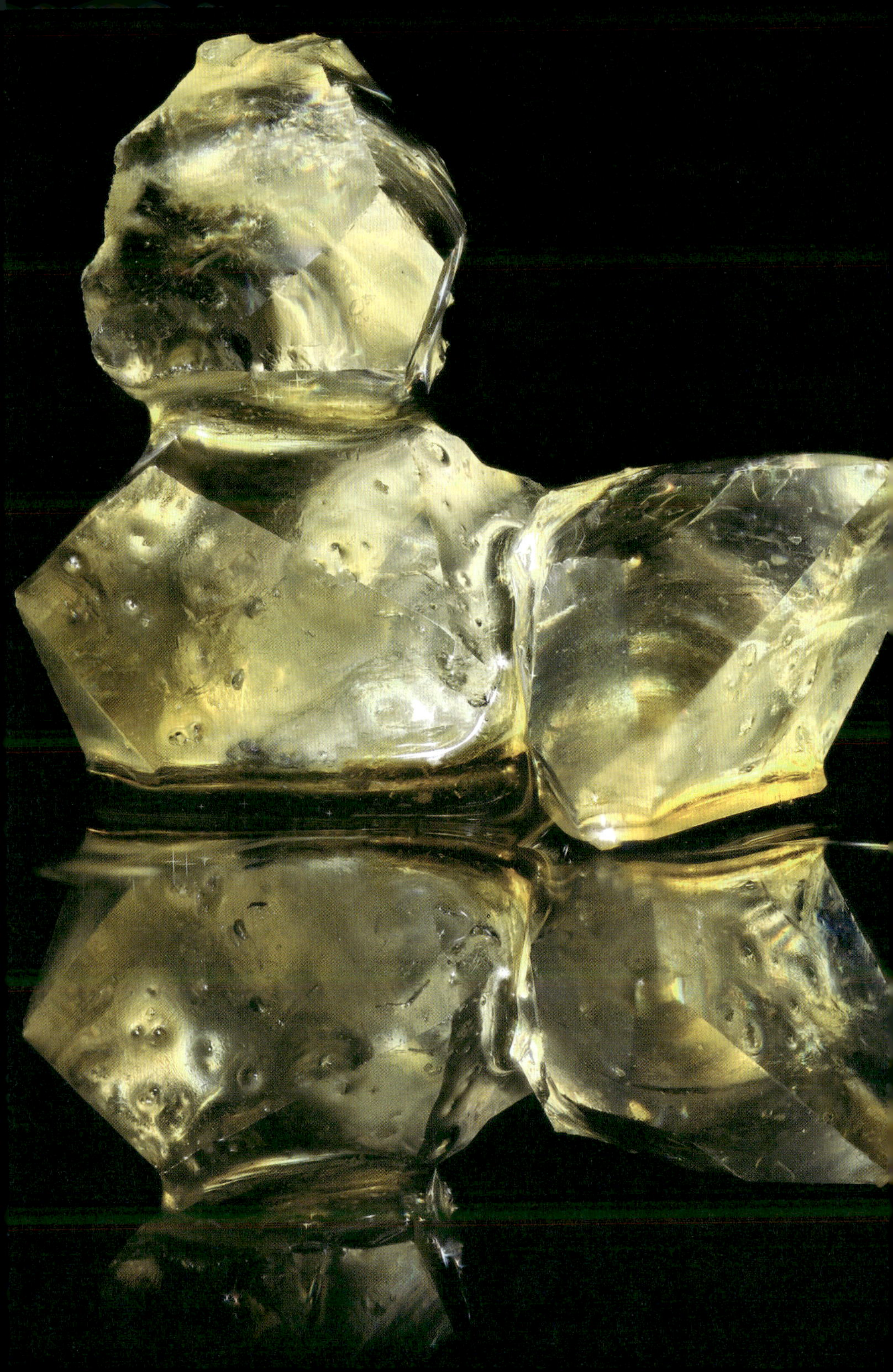

Einführung in die Welt der Extrakte

Markus Berger und Michael Knodt

Lösungsmittel, komplizierte Extraktionsverfahren, Hightech-Auszüge: Häufig assoziieren Hanffreunde mit Extrakten ihres Lieblingsgewächses ein aufwendiges chemisches Verfahren, das wissenschaftlich Gebildeten vorbehalten ist und nur unter Laborbedingungen durchgeführt werden kann. Dies ist allerdings ein Irrglaube. Mit einer kurzen Einführung in die Welt der Extrakte aus Pflanzen und Pflanzenteilen sind solche Auszüge in der Regel weder schwierig herzustellen, noch bleibt deren Produktion Chemikern und Fachleuten vorbehalten.

Wir müssen wissen: Extrakte aus der Hanfpflanze oder auch aus den diversen Cannabis-Produkten sind in vielen unterschiedlichen Ausformungen möglich – auch in solchen, die für den Laien ganz einfach nachvollziehbar und gefahrlos in Eigenregie herzustellen sind. Es sind keine technischen Finessen notwendig, um einen wirksamen Cannabis-Extrakt herzustellen, wenn man bereit ist, sich vorher das notwendige Wissen anzueignen sowie die dazugehörige Hardware zu beschaffen. Letztere ist mittlerweile selbst für aufwändigere Verfahren wie Butane Honey Oil (BHO) im Hobbybereich sicher und erschwinglich.

Bevor wir uns den verschiedenen Extraktionsverfahren widmen, gilt es zu klären, was unter dem Begriff Extrakt subsumiert wird und wie die einzelnen Extraktionsformen funktionieren. Beginnen wir zunächst mit der Definition der Begriffe Extrakt und Extraktion. Das Wort *extractum* (»das Herausgezogene«) ist abgeleite vom lateinischen Verb *extrahere* (»herausziehen, ans Licht bringen, emporbringen«). Im chemischen Sinne geht es darum, bestimmte Wirkstoffzusammensetzungen, einzelne Moleküle oder auch Naturprodukte, wie zum Beispiel Harze oder (ätherische) Öle, aus einem Trägermaterial herauszulösen. Meist sind es pflanzliche, tierische oder mineralische Produkte, deren Inhaltsstoffe extrahiert werden. Hier interessiert uns natürlich vor allem die psychoaktive Hanfpflanze, die sehr häufig das Objekt diverser Extraktionen ist. Denn grundsätzlich stellt ausschließlich das Verwenden von getrockneten Cannabisblüten die einzige Methode dar, Cannabis in nicht extrahierter Form aufzunehmen; bei allen anderen psychoaktiven Hanfprodukten steht vor dem Gebrauch die Extraktion.

Archaisch: Einfache Extraktion der Harze

Vielen ist es nicht bewusst: Auch Haschisch ist ein Cannabisextrakt – und zwar eines der einfachsten und urtümlichsten, weil hier lediglich die Trichome (das sind die cannabinoidhaltigen Harzdrüsen) der reifen Hanfpflanze von dem Gewächs (von Blüten und Blättern) abgetrennt werden.

Egal, welche Methode der Haschisch-Herstellung man bevorzugt – das rustikale Abreiben der Pflanzen, das Abklopfen, Sieben und Schütteln oder auch die moderneren Techniken der Gewinnung von Water- oder Ice-Hasch –, bei jeder handelt es sich um einen Extraktionsprozess. Im Grunde stellt schon das Mahlen von Marihuana in einem Grinder mit Harzdepot (unterstes Fach an manchen Grasmühlen, in die meist nur die Trichome gelangen) eine simple Harzextraktion dar.

In diesem Buch widmen sich drei Kapitel dieser einfachen Extraktionsmethode. Bei der in den USA und Europa bekanntesten, der Eiswasser-Extraktion, wird mithilfe der uralten, aus China stammenden **Schwimm-Sink-Trennung** das schwerere Hasch vom leichten Pflanzenmaterial getrennt. Im Kapitel über diese Methode geht es auch darum, alte Missverständnisse aufzuklären (**Kapitel 3**). Denn bei der eigentlich effektivsten Methode, der **Herstellung von Eishasch,** stören Siebe. Das beste Eishasch wird ohne Siebe, dafür aber mit viel Geduld extrahiert. Dieses Dilemma, das vor über 20 Jahren aufgrund von Patentstreitigkeiten entstand, ist bis heute den Wenigsten bekannt.

Hochmodern und kinderleicht: Rosin Hasch

Obwohl es denkbar einfach wäre, sind Cannasseure erst vor wenigen Jahren auf die Idee gekommen, Gras oder Hasch einfach auszuquetschen. Das Produkt, das mit der **Rosin-Technik** entsteht, ist innerhalb weniger Minuten fertig, hochpotent und hochrein. Mittlerweile gibt es für wenige hundert Euro schon mechanische oder elektrische Rosin-Pressen, die es sogar erlauben, durch genau definierten Druck verschiedene Qualitäten aus Blüten oder Haschisch zu gewinnen. Doch auch wer im Besitz eines Haushalts-Glätteisens ist, kann sich mit einfachsten Hilfsmitteln innerhalb weniger Minuten aus dem eigenen Gras oder Hasch ein sehr aromatisches und starkes Konzentrat quetschen. Man kann mit diesem einfachen Zauberstab durch eine **Drei-Phasen-Extraktion** sogar die Cannabinoide von den Terpenen trennen (**Kapitel 4 und 12**).

Explosive Extraktionsverfahren

Dann gibt es die hochprofessionellen **Extraktoren**, die mit Lösungsmitteln (meist Butan, Dimethylether oder auch Propan) arbeiten und mit denen man superpotente **BHO-Konzentrate,** also Wax, Shatter, Budder usw., aus Cannabis herstellen kann. Bis vor ein paar Jahren gab es im Hobbybereich lediglich Geräte für die offene Extraktion (**Open Blast**). Die ist allerdings nicht ungefährlich und relativ unsauber, weil Feuerzeug- oder Campinggas, wie man mittlerweile weiß, neben Butan noch eine Menge Zusätze enthält, die niemand konsumieren möchte.

Deshalb empfehlen wir zur Extraktion mit hochexplosiven Lösungsmitteln wie Butan oder Propan die Verwendung eines geschlossenen Systems (**Closed Loop**). Hier kann man das Lösungsmittel vor der Extraktion reinigen, und die Unfallgefahr minimiert sich um ein Vielfaches. Vor wenigen Jahren kosteten selbst kleine Closed Loops für den Hobbybereich noch mehrere tausend Euro. Mittlerweile gibt es für 500 bis 600 Euro schon Anlagen, mit denen sich die Erntereste einer kleinen Box in ein paar Stunden sicher und sauber veredeln lassen.

Am ungefährlichsten ist hier die Extraktion mit **Dimethylether** (**DME**), der weniger explosiv als Propan oder Butan ist. Grundsätzlich sind Technik und Hardware bei der Extraktion mit DME, Butan oder Propan identisch. Wer offen extrahiert, sollte aus Sicherheitsgründen DME statt Butan oder Propan wählen. Das ist sicherer und enthält, anders als Butan oder Propan, keine Zusatzstoffe wie zum Beispiel **Mystery Oil,** das vor der eigentlichen Extraktion entfernt werden muss (Kapitel 8). Wer mit solch explosiven Lösungsmitteln extrahiert, sollte unbedingt die Sicherheitstipps in Kapitel 5 befolgen!

Die **Extraktion mit CO_2** nimmt bei professionellen Produzenten in der Cannabisindustrie einen immer höheren Stellenwert ein, bleibt aber für den Hobbybereich unerschwinglich. Die Investition für eine CO_2-Extraktions-Anlage liegt im fünf- bis sechsstelligen Eurobereich.

Die Creme de la Creme: Live Resin bedarf bester Rohstoffe

Ging es beim Extrahieren anfangs meist darum, das Beste aus den Ernteresten herauszuholen, geht es modernen Cannasseuren heute oft darum, möglichst viele Aromen zu erhalten. Da ein Großteil schon beim Trocknen verlorengeht, hatten Pioniere aus Übersee die Idee, frische Pflanzen zu extrahieren. Der so gewonnene Extrakt ist hochrein, hocharomatisch und hochpotent. Doch die Herstellung ist relativ kostenintensiv, da Erntereste als Ausgangsmaterial unzureichend sind. **Live Resin** wird, wie der Name schon sagt, aus ganzen, lebenden Pflanzen hergestellt (**Kapitel 11**). Deshalb handelt es sich bei Live Resin nicht um ein Produkt, das aus den Überresten von ohnehin angebautem Gras gewonnen wird. Pflanzen, die zur Herstellung von Live Resin verwendet werden, sind ausschließlich zum Zwecke der Extraktion angebaut worden. In Europa ist man dazu aufgrund der Gesetzeslage und der ohnehin hohen Preise für Schwarzmarkt-Blüten oft nicht bereit. So ist Live Resin in Europa noch eine begehrte Rarität, während es in Übersee die Fachgeschäfte dominiert.

Denn gerade diese Schnittreste und »Grow-Abfälle« können mit solchen **Lösungsmittelextraktoren** veredelt werden. Die Gerätschaften sind aber – trotz ihrer praktischen Nutzbarkeit und der Möglichkeit, aus vermeintlichen Abfällen das Letzte herauszuholen–, aber relativ teuer und eher etwas für Menschen mit einem gewissen Faible für diese Technologie. Die moderneren Geräte dieser Art sind allerdings so konzipiert, dass sie ein einfaches Handling gewährleisten sollen. Das Prinzip: Gib oben einfach deine Knippreste und Blätter rein, dann kommt unten das flüssige Gold heraus. Aus Müll mach Öl – oder so ähnlich. Das klingt durchaus verlockend.

Und was ist mit Hanfsamenöl?

Hanfsamenöl interessiert uns in diesem Zusammenhang nicht wirklich, da es kein psychoaktives Produkt des Cannabis ist. Hanfsamenöl wird, wie der Name schon verrät, aus den Samen des Hanfs kalt ausgepresst. Es enthält essenzielle Fettsäuren und ist im Rahmen einer gesunden Ernährung hilfreich. Auch das ätherische Hanföl, das durch Destillation aus Marihuanablüten und Hanfblättern hergestellt wird, wird hier nicht weiter besprochen.

Fazit

Die offene Extraktion (**Open Blast**) mit explosiven Lösungsmitteln und diversen Lösungsmittelextraktoren ist eine potenziell gefährliche Angelegenheit. Wer hochexplosive Lösungsmittel nutzt, ist mit einem geschlossenen System besser beraten, da hier auch das oft unreine Lösungsmittel vorgereinigt werden kann. Aber auch bei geschlossenen Systemen müssen besondere Sicherheitshinweise und Verhaltensregeln beachtet werden. Alle anderen Methoden sind in der Handhabung relativ sicher und bergen keine akuten Risiken, es sei denn, jemand stellt sich im Umgang mit dem Herd oder dem Glätteisen ungeschickt an.

Alle im Buch beschriebenen Methoden ergeben hochwirksame psychoaktive Extrakte zum Inhalieren oder zur oralen Aufnahme – und bergen damit auch die Gefahr individueller Überdosierung oder Unverträglichkeit. Extrakte sind sehr stark, und die richtige Dosierung

(**Kapitel 14**) ist sowohl beim Inhalieren als auch bei der oralen Aufnahme noch wichtiger als bei Gras oder Hasch!

Das Feld der Möglichkeiten, Cannabis zu extrahieren, ist groß. Wir besprechen hier die gängigsten Methoden, die man auf eigene Faust zuhause und mit einfachen Mitteln oder mithilfe des Kaufs spezieller Geräte durchführen kann. Wir haben darauf verzichtet, im Detail auf das chemische Grundlagenwissen rund um die Extraktion von Pflanzenwirkstoffen einzugehen (beispielsweise auf gefährliche offene Extraktionen, wie zum Beispiel die Wasserdampfextraktion, oder Extraktionen mit Lösemittelrückgewinnung, zum Beispiel mit Liebigkühler etc.).

Auf der Grundlage des hier gesammelten Wissens lässt sich weiterführend forschen und experimentieren, um die Feinheiten und Details zu verinnerlichen und mit einem auf Erfahrung beruhenden Wissen immer bessere Resultate erzielen zu können. Man muss sich nur trauen, Neues zu probieren und auch einmal einen Fehler zu machen. Allerdings gibt es einen Bereich, der sich nicht für Experimente eignet: Die Sicherheitsvorkehrungen (**Kapitel 5**) sollten auch die neugierigsten Cannasseure zu keiner Zeit außer acht lassen. Schließlich möchte man die Ergebnisse der eigenen Eingebung unversehrt genießen.

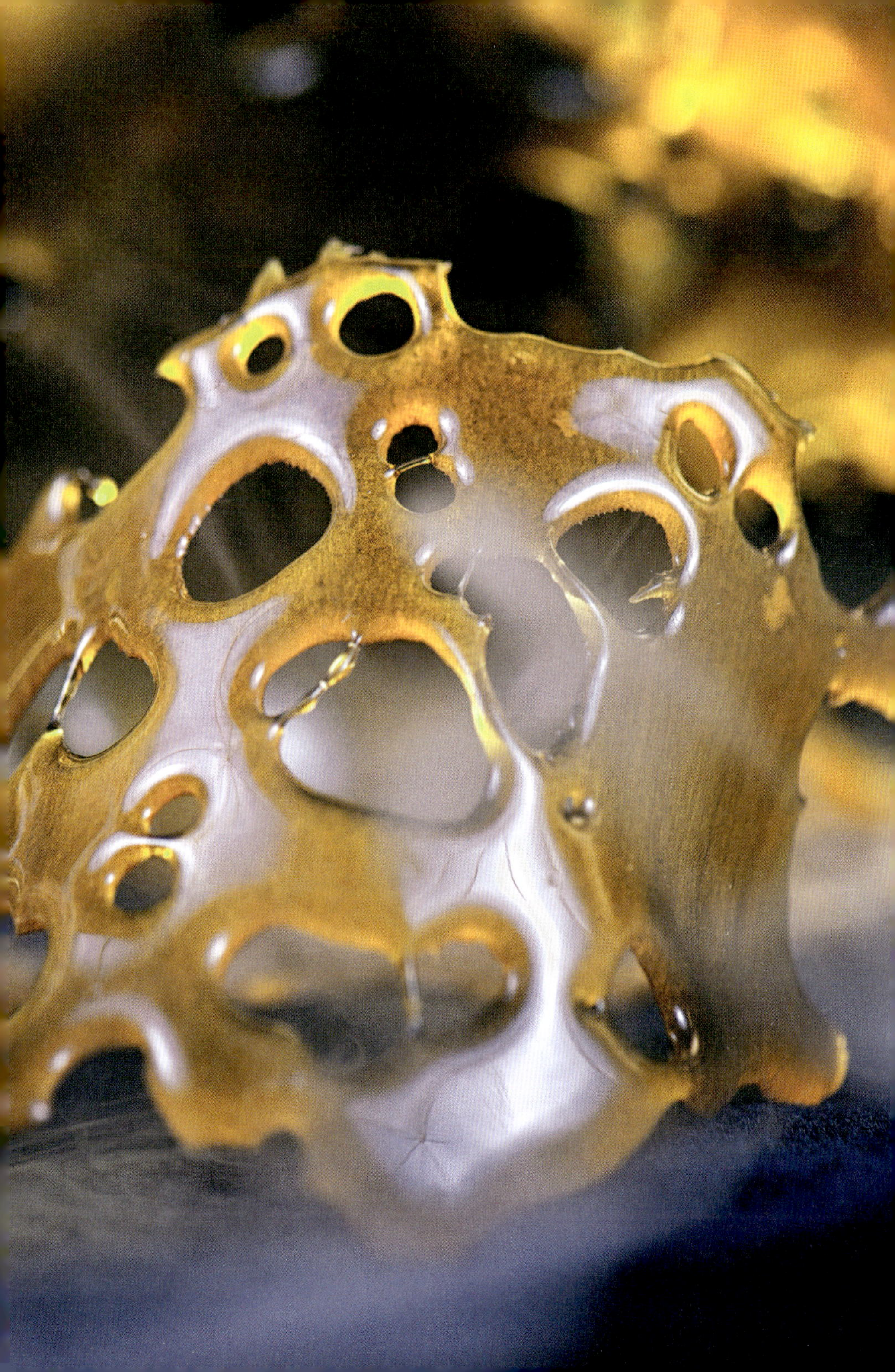

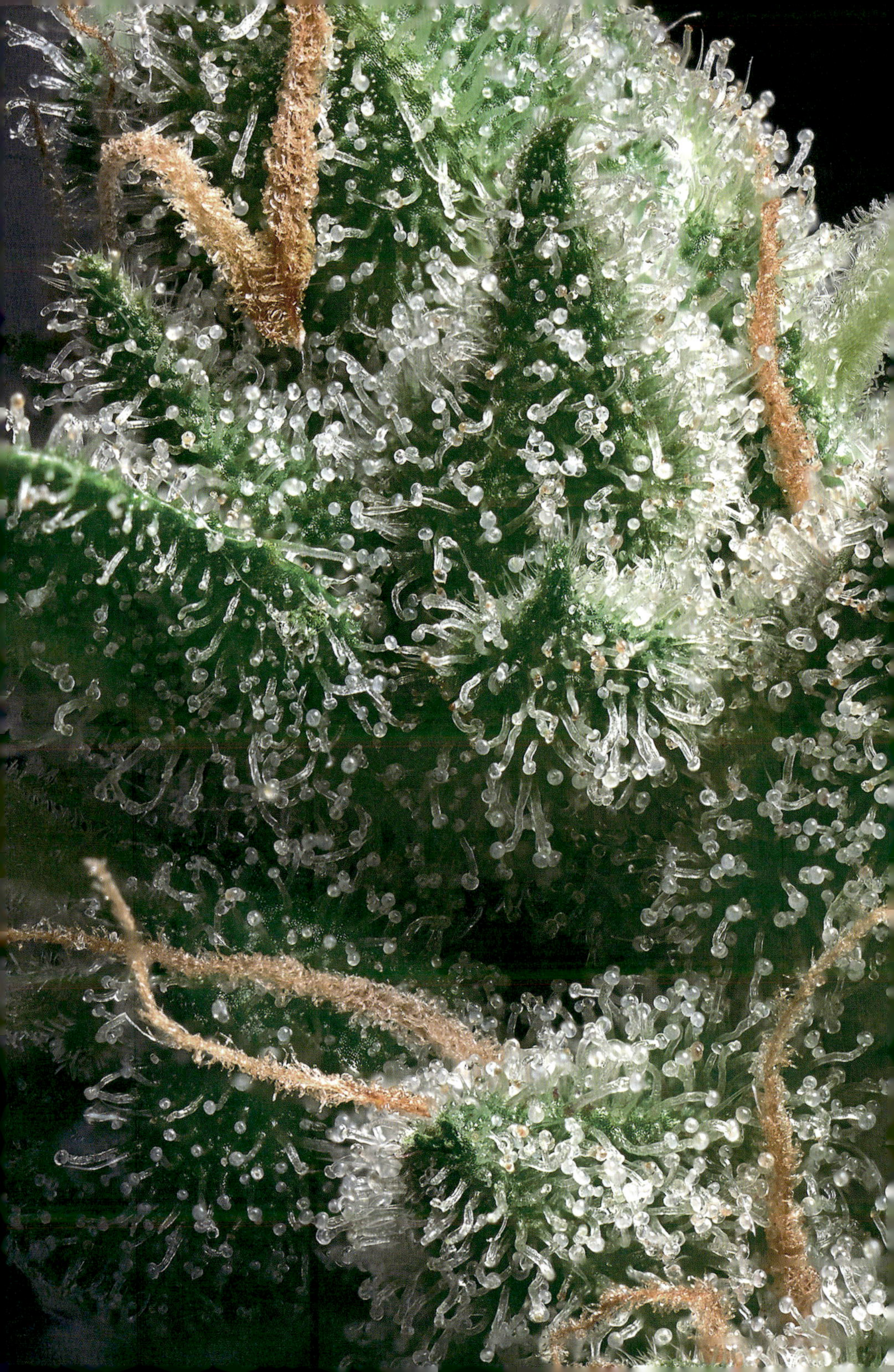

KAPITEL 1
Basiswissen

Bei der Extraktion geht es darum, die wirksamen Inhaltsstoffe der Cannabispflanze in möglichst reiner Form aus der Pflanze zu gewinnen. Die wirksamen Inhaltsstoffe befinden sich in den Harzdrüsen der Pflanze. Diese Harzspeicher heißen **Trichome** und sind das Objekt der Begierde all jener, die Cannabis auf diese Weise veredeln wollen. In ihnen findet sich ein klebriges Gemisch, das neben dem Hauptwirkstoff THC in Säureform (THC-A) auch zahlreiche andere Cannabinoide in Säureform sowie Terpene und eine geringe Menge medizinisch nicht wirksamer pflanzliche Lipide und Wachse enthält.

Alle anderen Teile der Pflanze sollen bei diesem Prozess von diesen wertvollen Harzspeichern getrennt werden. Doch die reifen Trichome sind aufgrund des austretenden Harzes extrem klebrig. Deshalb haften vor, während und nach der Extraktion oft kleine Pflanzenteile sowie andere Fremdpartikel aus der Luft daran und verunreinigen so das Endprodukt. Daher geht es bei der Extraktion neben der Jagd auf die Trichome vor allen Dingen darum, ein Vermischen von Pflanzenteilen mit den Trichomköpfen zu verhindern.

Der Reinheitsgrad eines Extraktes hängt in der Regel nicht so sehr von der Produktionsmethode, sondern vielmehr vom Wirkstoffgehalt der verwendeten Pflanzen und der Sorgfalt sowie der Professionalität des Produktionsvorgangs ab. Potente Pflanzen werden heute mithilfe aller in diesem Buch erwähnten Verfahren in industriellen Anlagen zu hochwertigen Extrakten verarbeitet, die nicht selten einen Reinheitsgrad von 80 bis 99,9 Prozent aufweisen.

Doch auch für den Hausgebrauch lassen sich mit einfachen Mitteln beachtliche Qualitäten herstellen, auch wenn diese im Normalfall nicht ganz an den Reinheitsgrad industriell hergestellter Extrakte heranreichen.

Lösen, Sieben, Reiben, Quetschen, Schwimmen und Sinken

Schwimmen und Sinken

Um dieses Ziel zu erreichen, entwickelte man weltweit im Laufe der Zeit verschiedenste Methoden der Extraktion. Die älteste davon ist die **Schwimm-Sink-Trennung,** über die in der Traditionellen Chinesischen Medizin (TCM) bereits vor über 4000 Jahren berichtet wurde – allerdings nicht im Zusammenhang mit Cannabis. Diese Methode wurde vor knapp 25 Jahren von kalifornischen Hanfbauern zur Cannabis-Extraktion wiederentdeckt und wird seitdem zur Produktion von Eis-Hasch angewendet. Beim Schwimm-Sink-Verfahren werden zwei feste Stoffe mit unterschiedlicher Dichte auf sehr einfache Art und Weise voneinander getrennt. Dazu gibt man die beiden Stoffe in eine Flüssigkeit, meist Wasser. Aufgrund der unterschiedlichen Dichte sinken die harzigen Trichome zu Boden, während das Blattmaterial auf der Oberfläche schwimmt. Dann wird das abgesunkene Material ausgetragen und anschließend getrocknet. Leider hat ein Patentstreit Anfang des Jahrtausends dazu geführt, dass die Grundlagen und das Wissen über die Sink-Schwimm-Sink-Trennung für Grower schwer zugänglich waren (siehe **Kapitel 3, Eis-Hasch**) und sich diese Methode kaum durchgesetzt hat.

Händereibend extrahieren

Auch das Reiben der Blütenstände ist eine Jahrtausende alte Technik, die aus dem Himalaya stammt. Dort wird Haschisch seit Jahrtausenden zu medizinischen und religiösen Zwecken produziert. Das Reiben zwischen den Händen ist die wohl älteste und einfachste Methode der Haschisch-Herstellung. Hierzu werden die reifen Blütenstände einfach zwischen den Händen gerieben, bis diese mit einem Gemisch aus Harz- und Blütenteilen überzogen sind. Das Gemisch wird von den Händen abgekratzt und in Form (Kugeln, Stangen, Platten) gebracht. Insgesamt ist das Reiben der Blüten sehr arbeitsintensiv und zudem nicht sehr ertragreich.

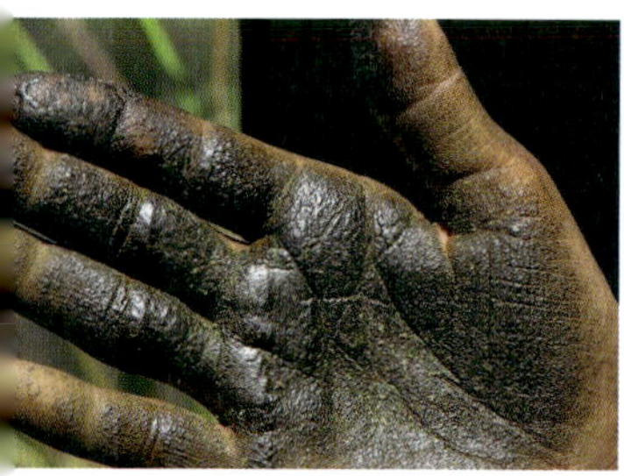

Haschisch-Hände

Haschisch sieben

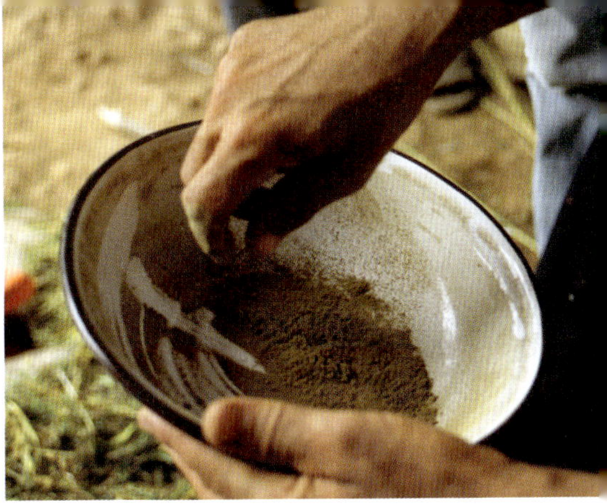

Durch Sieben gewonnenes Extrakt

Beatniks wie Jack Kerouac, William S. Burroughs und Neal Cassady brachten den Bauern des marokkanischen Rif-Gebirges in den 1950er Jahren das **Sieben der Blütenstände** bei. Bis dahin kannte man dort fast ausschließlich *Kif*, ein Gemisch aus gemahlenen Cannabisblüten und Tabak. Seit den 1970er Jahren ist Marokko der größte Haschisch-Produzent der Welt. Beim Sieben wird das vorab gekühlte Pflanzenmaterial auf einem Tuch ausgebreitet, das zuvor über eine Schüssel gespannt wurde. Über dieses Tuch wird eine Plane gespannt, auf die mit Holz- oder anderen Stöcken geklopft wird. Durch das Klopfen lösen sich die Trichome und fallen in die Schüssel. Der so gewonnene Extrakt wird anschließend gepresst.

Blüten ausquetschen

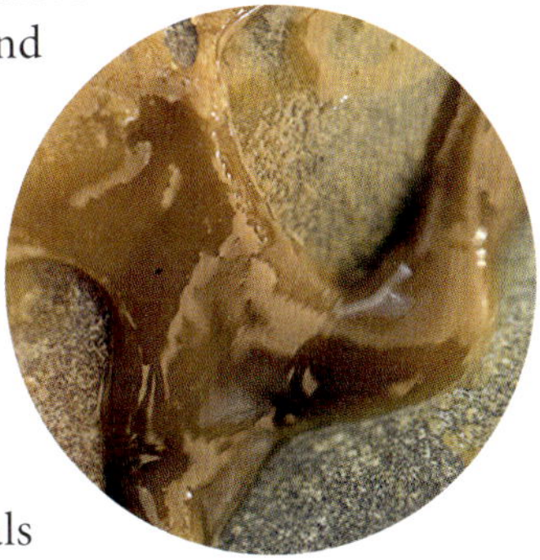

Rosin-Hasch

Bei dieser relativ neuen Methode werden die wertvollen Inhaltsstoffe rein mechanisch durch Wärme und Druck aus den Blüten gequetscht. In Übersee nennt man das **Rosin-Hasch,** abgeleitet vom englischen Terminus *rosin,* zu Deutsch Kolophonium bzw. Geigenharz (ein gelbliches bis bräunliches Koniferenharz). Doch bei Kolophonium handelt es sich um das meistgenutzte Streckmittel für Haschisch in Marokko. Mit Kolophonium gestrecktes Haschisch erkaltet schneller als ungestrecktes und fühlt sich insgesamt ein wenig härter an. Da es sich ebenfalls um ein Pflanzenharz handelt, ist es für Laien oft schwierig, mit Geigenharz gestrecktes Haschisch zu identifizieren. Weil ein Streckmittel in meinen Augen nicht namensgebend für ein edles Extrakt sein sollte, nenne ich es schlicht und ergreifend Quetschtrakt.

Extraktion mithilfe von Lösungsmitteln

Die neueste Technologie zur Cannabis-Extraktion basiert auf den Extraktionsverfahren moderner Industriegesellschaften. Anders als bei den althergebrachten Techniken werden die Trichome hier nicht mechanisch gelöst, sondern mithilfe eines Lösungsmittels, das nach dem Prozess durch Erhitzen oder Verdampfen wieder abgeschieden wird. Die gängigsten Lösungsmittel sind hier Propan, Dimethylether, Butan, CO_2 sowie Alkohol.

In Bundesstaaten, in denen Cannabis legal ist, setzen einige Produzenten seit Kurzem auf die sogenannte **Live-Resin-Extraktion.** Hierbei werden frisch geerntete Pflanzen schockgefroren. Sobald das Pflanzenmaterial hart ist, werden die Inhaltsstoffe mit einer der vorab beschriebenen Methoden extrahiert. So gelangen die Terpene, Cannabinoide und Resenoide in das Vollextrakt, die ansonsten während des Trocknungsprozesses verlorengehen. Kenner beschreiben den Geschmacksunterschied ungefähr wie den zwischen pasteurisiertem und frisch gepresstem Saft.

Was heißt eigentlich 710?

In den USA und Kanada hat der Cannabis-Feiertag »420«, der alljährlich am 20. April zelebriert wird, einen viel höheren Stellenwert als in Europa. Irgendwann hat sich jemand gedacht, dass Cannabis-Konzentrate ein eigenes Untergrund-Pseudonym bräuchten, sozusagen ein Pendant zum cannabinoiden »420«.

Wer dann auf die Idee gekommen ist, das englische Wort »*OIL*« auf den Kopf zu stellen und rückwärts zu lesen, ist heute nicht mehr nachvollziehbar. Auf jeden Fall ist »710« unter Konzentrat-Liebhabern mittlerweile eine feste Größe und beschreibt alles, was mit Cannabis-Extraktion, Cannabis-Konzentraten und deren Konsum zusammenhängt.

Die Gretchenfrage: Mit oder ohne Lösungsmittel?

Grundsätzlich unterscheidet man zwischen der Extraktion mit Lösungsmitteln (engl. *solvent*) und der lösungsmittelfreien Extraktion (*non-solvent*). Bei der **Solvent-Extraktion** werden die Wirkstoffe mit einem Lösungsmittel, meist einem langkettigen Kohlenwasserstoff, von der Pflanze gelöst. Danach verdampft das Lösungsmittel, bis ein öliges, hochkonzentriertes Extrakt übrigbleibt. Wurden früher oft Aceton, Benzin oder Alkohol genutzt, meiden professionelle Produzenten ebenso wie Hobby-Extraktoren heutzutage aromatische Kohlenwasserstoffe wie Benzin oder Aceton.

Es gibt unterschiedlichste Vorrichtungen zur Extraktion mit Lösungsmitteln. Die reichen von der einfachen Ketchupflasche zur Alkoholextraktion über semiprofessionelle Tools aus dem Growshop bis hin zur mehrere hunderttausend Euro teuren CO_2-Extraktionsanlage medizinischer Produzenten.

Bei der Extraktion mit Lösungsmitteln besteht grundsätzlich Brand- und Explosionsgefahr. In den letzten Jahren gab es immer wieder schwere Unfälle beim Extrahieren; besonders die Butan- und Propanextraktion bergen tödliche Gefahren. Deshalb empfehle ich all jenen, die nicht über eine sichere, professionelle Extraktionsanlage verfügen, es in den eigenen vier Wänden beim Alkohol zu belassen (siehe **Kapitel 5: Sicher und sauber**). Denn auch Alkohol kann, sofern man die Grundlagen kennt und beachtet, hochqualitative Ergebnisse liefern. Wirkstoffgehalte zwischen 70 und 98,5 Prozent sind bei so gewonnenen Cannabis-Extrakten durchaus normal.

Ohne Lösungsmittel braucht man Kraft

Bei der Extraktion ohne Lösungsmittel werden die Wirkstoffe mechanisch von den Blüten und Blättern gelöst. Das Tiefkühlen der Pflanzenreste lässt diese weniger kleben und erleichtert beim Aussieben so das Trennen von Harz- und Pflanzenanteilen.

Diesen Prozess kann man sich ungefähr wie das Schütteln eines Apfelbaums vorstellen. Beim sanften Schütteln fallen nur die reifsten Äpfel vom Baum; je heftiger man schüttelt, um so mehr unreife Äpfel fallen herunter. Ähnlich wie beim Schütteln des Apfelbaums der Reifegrad der Äpfel und somit die Qualität mit steigendem Kraftaufwand abnimmt, lässt auch die Qualität des Haschischs mit steigender Kraftanwendung nach. Denn unreife Harztröpfchen reißen beim Ablösen von der Pflanze immer mehr Pflanzmaterial mit als die reifen, die schon bei leichtem Kraftaufwand von selbst abfallen. Die mechanische Trennung geschieht durch Sieben, Reiben, Quetschen oder die Schwimm-Sink-Trennung.

Extrakte verarbeiten und lagern

Je reiner das Konzentrat, umso höher ist seine Lagerfähigkeit. Die Verarbeitung von Cannabis-Konzentraten ist eine extrem klebrige Sache. Um die Viskosität so gering wie möglich zu halten, sollte man ein Extrakt wenn möglich vor dem Bearbeiten auf 1 bis 10 Grad Celsius herunterkühlen. Bei der Herstellung von Extrakten sollten ausschließlich Glas- oder Edelstahlbehälter genutzt werden, da alle verwendeten Lösungsmittel die Oberfläche der beliebten Silikonschalen mittel- oder langfristig angreifen. Nur die zur kurzfristigen Lagerung bestimmten Schüsseln und Behälter sollten aus Silikon sein; sie sind praktischer als Edelstahl- oder Glasbehälter, da Cannabis-Konzentrate aufgrund ihres Lotuseffekts selbst bei Zimmertemperatur schlecht an ihnen haften.

Überblick über die verschiedenen Lagermethoden

- **Silikonbehälter:** Ideal zur Verarbeitung und für die kurzzeitige Lagerung bis zu einer Woche. Der Behälter sollte dabei nicht zu groß gewählt werden, sondern ungefähr der Menge des Extraktes entsprechen. Für eine längerfristige Lagerung ungeeignet, da sie nicht luftdicht abschließen.
- **Low-Budget Stash:** Das Konzentrat wird in ein kleines Stück Pergamentpapier eingewickelt, gefaltet und danach in einen Zipper-Beutel verpackt. Dieser wird in einer luftdichten Box gelagert. So bleibt das Konzentrat über mehrere Wochen hinweg frisch.
- **Glas:** Der beste Lagerort für besonders aromatische Konzentrate. Am längsten halten sich Konzentrate in luftdicht verschließbaren,

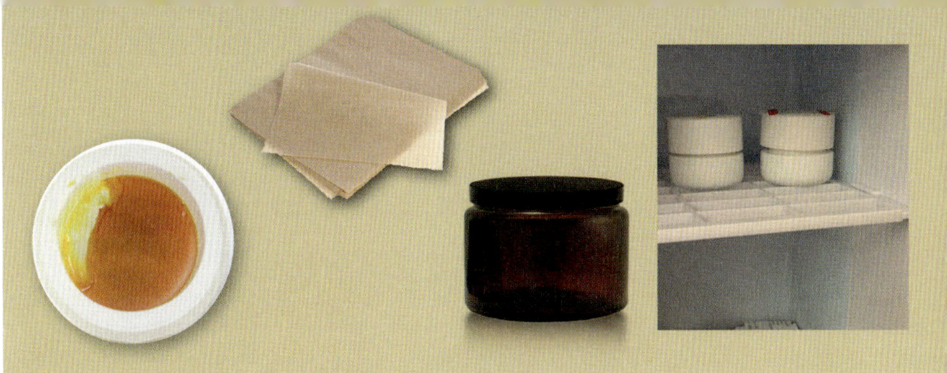

Silikonbehälter, Pergamentpapier, Glas, Extrakt im Tiefkühler

lichtdichten Glasbehältern. Lagert man diese im Kühlschrank, bleibt das Extrakt über mehrere Monate hinweg hochwirksam und aromatisch. Um klebrige Anhaftungen zu vermeiden, kann man das Konzentrat vor dem Verpacken in Pergamentpapier einwickeln – oder zum Schluss einfach die Reste aus dem vorab leicht erwärmten Glas tropfen lassen.

- **Tiefkühlen bei minus 18 Grad Celsius:** Tiefgekühlte Konzentrate lassen sich mehrere Jahre ohne nennenswerten Aroma- oder Qualitätsverlust aufbewahren. Doch beim Einfrieren ist extreme Vorsicht geboten, da man sich das mühsam gewonnene Extrakt so auch komplett verderben kann. Luft- und Wassereinschlüsse führen zu Gefrierbrand und zerstören das Aroma. Deshalb ist es wichtig, vor dem Einfrieren eventuelle Luft- und Wassereinschlüsse komplett zu entfernen (siehe **Kapitel 6 und 12**). Zum Einfrieren wird das Konzentrat in Pergamentpapier gewickelt, um danach in einer handelsüblichen Gefrierbox im Eisfach zu landen. Auch hier sollte das Behältnis nicht so groß gewählt werden, um die Bildung von Eiskristallen zu vermeiden. Der Auftauprozess sollte langsam stattfinden, um große Temperaturschwankungen und somit eine Reaktion des Extrakts zu vermeiden.

Ganz egal, welches Extraktionsverfahren gewählt wird: Es geht immer darum, die Trichomköpfe schnell und mit so wenig Anhaftungen wie möglich von der Pflanze zu lösen! Je besser das gelingt, umso potenter und aromatischer wird das Konzentrat.

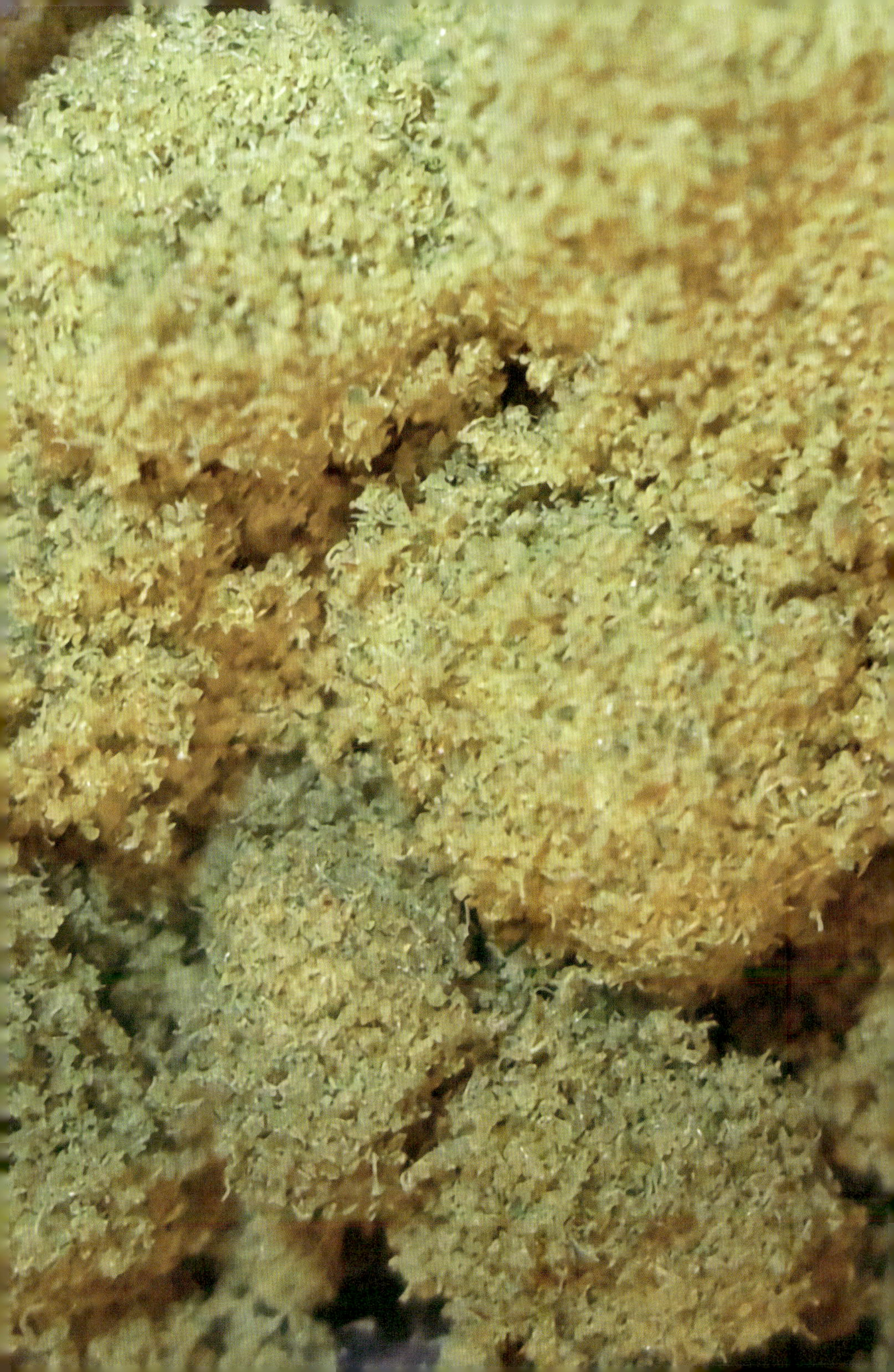

KAPITEL 2

Die mechanische Extraktion im Trockenen: Reiben und Sieben

Grundsätzlich geht es bei der Trockensiebung um die **Trennung der Trichomköpfe vom Pflanzenmaterial.** Bei der Trocken-Siebtechnik werden Siebe mit extrem feinem Gewebe unterschiedlicher Maschenstärke verwendet. Die ursprüngliche Methode stammt aus Marokko, wurde jedoch von Cannasseuren aus Übersee und Spanien im Laufe der vergangenen Jahre stark verbessert. Mittlerweile gibt es professionelle Maschinen zur Haschischherstellung, bei denen ein Wirkstoffgehalt von bis zu 90 Prozent erzielt werden kann.

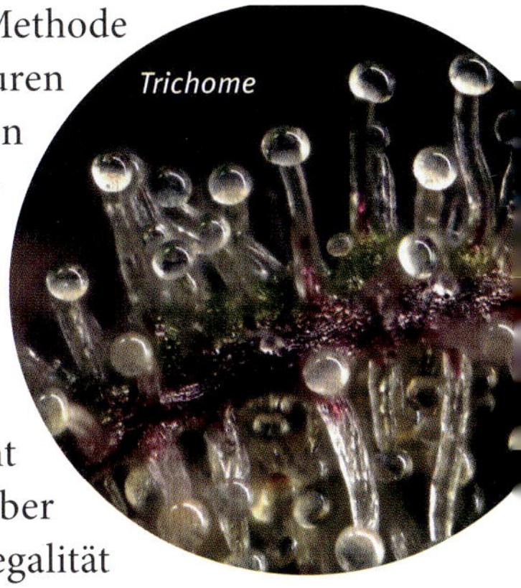

Bei der ursprünglichen Methode aus Marokko liegt der Wirkstoffgehalt der besten Qualität nicht über 50 Prozent. Die Rif-Bauern verfügen zwar über ein halbes Jahrhundert Erfahrung, aufgrund der Illegalität ihres Handwerks jedoch nicht über die Infrastruktur und die Maschinen spanischer, kanadischer oder US-amerikanischer Kif-Produzenten. Doch ihre Technik hat besonders für ambitionierte Hobbygärtner Vorteile: Ohne teure und große Maschinen kann man sich mit sehr wenig Geld und etwas Geschick im Handumdrehen selbst sehr gutes Haschisch »ertrommeln«.

Der Klassiker: Die Rif-Methode

In Marokko benutzen die Bauern zur Haschisch-Herstellung heute noch feine Tücher statt der in Europa und Übersee weit verbreiteten Druckersiebe. Die sind elastischer und so für die marokkanische

Trommeltechnik besser geeignet als die starren Druckersiebe, die in den USA, Kanada und Europa sehr beliebt sind.

Die Materialien, die marokkanische Bauern auch heute noch zur Haschisch-Herstellung nutzen, gibt es in fast jedem Haushalt dieser Welt:

- ein circa 2 Quadratmeter großes, sehr fein gewebtes Baumwolltuch aus dem Miederwarengeschäft (feinster Damenunterrock-Stoff)
- eine Schüssel, über die das Tuch gespannt wird
- ein Stück dicke, stabile Plastikfolie, mindestens doppelt so groß wie die Schüssel
- 2 Spanngurte oder alte Fahrradschläuche zum Spannen des Tuchs sowie der Plane um den Schüsselrand
- 2 dünne Holzstäbe (ideal: Drumsticks)
- 1 Kühlfach oder kalter Raum zum Kühlen des Pflanzenmaterials

Die Größe der Schüssel wird von der Menge des Pflanzenmaterials bestimmt. Als Faustregel gilt: Die Schüssel sollte mindestens fünf Liter Fassungsvermögen pro 100 Gramm Pflanzenmaterial haben.

Zuerst wird das feingewebte Tuch mithilfe eines Spanngurts über die Schüssel gespannt.

→ *Eine andere Möglichkeit, das Tuch zu spannen, ist, die vier Enden des Tuchs unter der Schüssel mithilfe eines Holzstabs ineinander zu verdrehen. Wichtig ist, dass das Tuch während des Klopfvorgangs die Spannung hält.*

Die tiefgefrorenen Erntereste werden auf das gespannte Tuch gelegt und vorsichtig verteilt, so dass ein kleiner Haufen in der Mitte entsteht.

Im Rif-Gebirge benötigt man keine Tiefkühltruhen, um die Ernte optimal zu temperieren. Dafür sorgen die kalten Januarnächte auf 2000 Metern über dem Meeresspiegel, in denen der unverkennbare Sound der Haschisch-TamTams (marokkanische Trommeln) aus den ungeheizten Häusern der Hanfbauern durch die Täler des Rifs hallt.

Über das Pflanzenmaterial wird dann mit dem zweiten Spanngurt stabile Plastikfolie gespannt, wie zum Beispiel ein Stück saubere LKW-Plane.

→ *Man sollte darauf achten, dass die verwendete Folie auf der den Pflanzen zugewandten Seite absolut sauber ist.*

Dann kommen die Holzstäbe zum Einsatz.

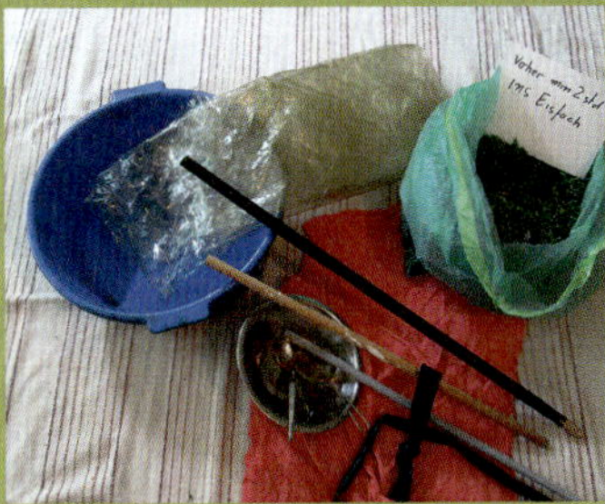

Die Ausrüstung

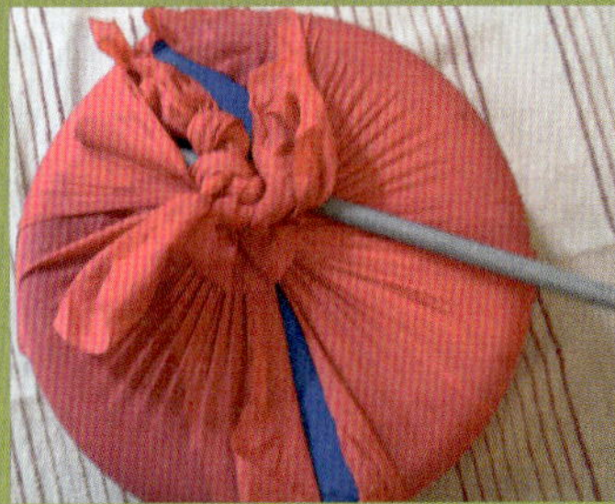

Das Tuch wird mithilfe eines Stocks stramm gespannt.

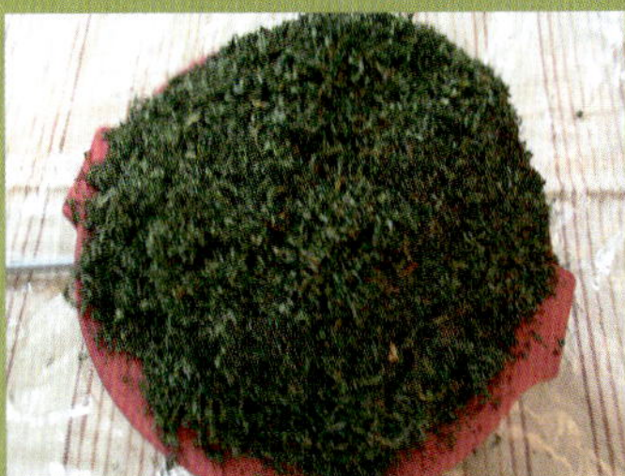

Das tiefgekühlte Pflanzenmaterial wird auf das Tuch verteilt.

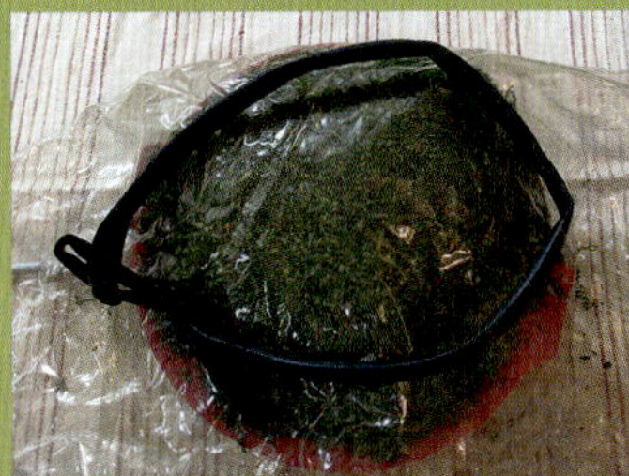

Darüber wird ein Stück dicke, stabile Plastikfolie gespannt.

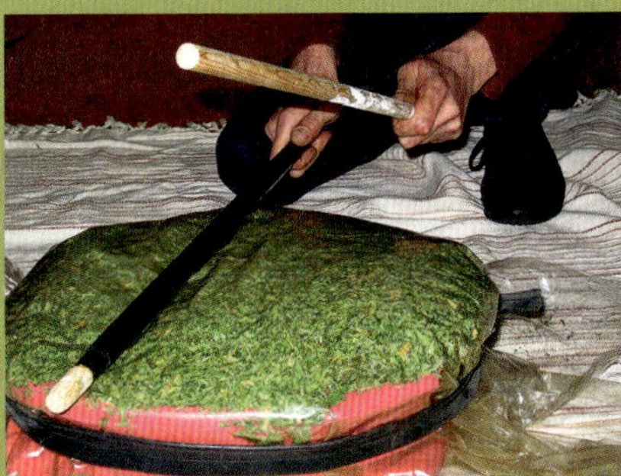

Jetzt wird geklopft. Die Dicke der Stöcke und die Klopfzeit hängen von der Potenz des Materials sowie dem gewünschten Ergebnis ab.

Nach 30 Sekunden ist hier die erste Siebung durch. Jetzt muss man nur noch pressen.

Für die beste Qualität klopft der Rif-Bauer nur eine Minute ganz locker auf seine Konstruktion. Die Kristalle, die dabei in der Schüssel landen, sind als Ergebnis der ersten Siebung hochpotent und auf Europas Schwarzmärkten eine Rarität.

Nach dem Leeren der Schüssel spannt er Tuch und Sieb erneut über die Schüssel und klopft weiter. Nach weiteren zwei bis drei Minuten ist die zweite Siebung beendet. Das Haschisch der zweiten Siebung ist immer noch hochpotent (Wirkstoffgehalt bis über

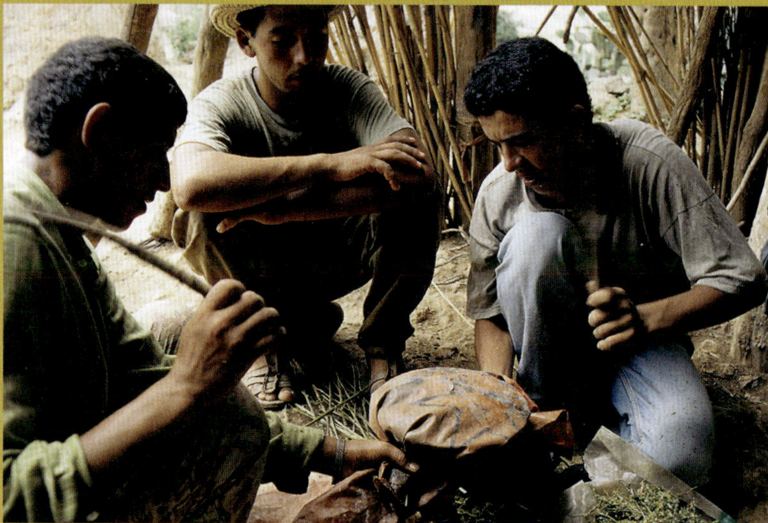

Hanfbauern im Rif-Gebirge bei der traditionellen Haschisch-Herstellung.

30 Prozent) und wird nicht selten als »Zero«-Qualität in die EU, die Schweiz und Großbritannien exportiert.

Bei der dritten Siebung wird ungefähr vier Minuten lang getrommelt. In Marokko steigern die Erntehelfer mit jeder Siebung die Zeitintervalle sowie die Dicke der Klopfhölzer, um so den Ertrag zu erhöhen. Doch mit steigendem Kraftaufwand steigt auch der Pflanzenanteil, während der Wirkstoffgehalt sinkt. Deshalb ist es völlig ausreichend, die Zeitintervalle im Laufe der Siebungs-Durchgänge zu steigern. Nur wer auf Quantität statt auf Qualität setzt, verhaut seine Cannabisblüten mit immer dickeren Stöcken.

Im Rif-Gebirge wird dieser Vorgang nicht selten bis zur fünften, manchmal auch bis zur sechsten Siebung wiederholt. Doch alles, was nach dem dritten Ausklopfen noch herauskommt, ist meines Erachtens nach von so minderer Qualität, dass es den Namen Haschisch, Konzentrat oder Extrakt nicht mehr tragen sollte. Es handelt sich vielmehr um ein Gemisch aus Blättern und Harz, dessen Wirkstoffgehalt zwischen fünf und zehn Prozent liegt und somit geringer ist als derjenige der meisten Indoor-Züchtungen.

Die ersten drei Qualitäten lassen sich problemlos zu Haschischplatten pressen, die von professionellen Banden nach Europa geschmuggelt werden. Für kleine Kuriere wird das Puder zum Körperschmuggel zu ungefähr fünf Gramm schweren sogenannten *Caramellos* gerollt und geschluckt. Haschisch minderer Qualität, das sich bei Raumtemperatur schlecht pressen lässt, wird mit viel mechanischem Druck zu Platten gepresst oder auch so lange mit gutem Haschisch-Puder getreckt, bis es wieder pressbar ist.

Übrigens: Das niederländische Trimbos Institut veröffentlicht seit vielen Jahren Berichte über Probekäufe in niederländischen Coffeeshops. Gemäß diesen Berichten ist der **CBD-Gehalt** von importiertem Hasch aus Marokko mit durchschnittlich 7,7 Prozent exorbitant höher als der von einheimischen Produkten aus dem Kunstlicht-Gewächshaus.

Hasch-Produktion 3.0: Dry-Sift und die Kief-Legende

Die Rif-Technik wurde im Laufe des letzten Jahrzehnts von ambitionierten Extraktions-Experten immer weiter verfeinert und somit verbessert. So hat sich die sogenannte **Trockensieb-Technik (Dry-Sift)** zu einer ganz eigenen Disziplin bei der lösungsmittelfreien Extraktion entwickelt.

Auch bei dieser Methode rollt man tiefgekühlte Blüten oder Pflanzenteile sorgfältig von Hand über ein feines Siebdruck-Sieb und siebt sie durch leichtes Rütteln der verschieden starken Siebe anschließend immer feiner aus. Die Trichomköpfe werden so durch

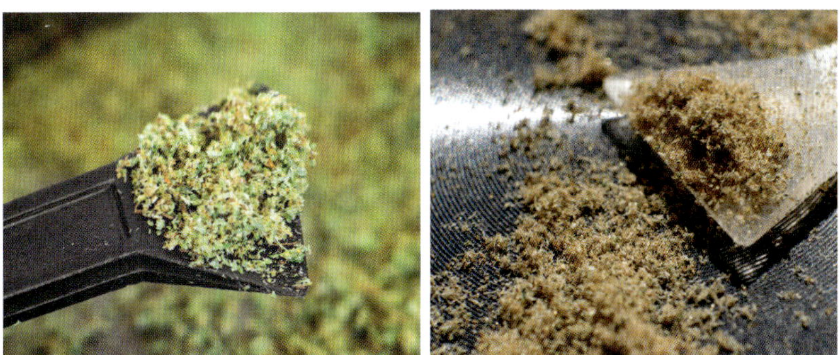

Dry-Sift-Siebung

Bewegung und Reibung von Blüten und Blättern getrennt. Gröbere Pflanzenteile bleiben mit abnehmender Maschengröße hängen.

Zur ersten Siebung verwendet man hier meist ein Sieb mit 40 oder 70 Maschen pro Quadratzentimeter (Micron oder µ); zur letzten und feinsten Siebung wird meist eines mit 180 bis 210 µ verwendet.

Haschisch der feinsten Siebung, das auf diese Art produziert wurde, kann einen Wirkstoffgehalt von über 90 Prozent aufweisen. Zudem garantiert die schonende mechanische Produktion den Erhalt der wertvollen Terpene. Aufgrund des hohen Wirkstoffgehalts wird das oft als **Kief** bezeichnete Extrakt meist nicht zu Platten gepresst oder gerollt, da es sich schon bei geringem Druck oder Wärmezufuhr verflüssigt. Kief wird deshalb meist in Form von Haschisch-Puder gehandelt.

Der Name Kief ist leider ein wenig irreführend. Eigentlich wollte man die Ursprünge dieser Technik in Marokko ehren, doch der Name steht nicht für das weltweit beliebte Cannabis-Extrakt aus dem Königreich, sondern für die ursprüngliche Konsumform von Cannabis in Marokko. Das ursprüngliche Kif hat wenig mit Haschisch oder der Extraktion von Cannabis zu tun. Kif ist eine Mischung aus Cannabisblüten, -blättern und Tabak.

Was in den USA und Kanada als Kief verkauft wird, ist nichts anderes als hochreines Haschisch, das mit modernster Technik nach marokkanischem Vorbild produziert wurde. Deshalb heißt trockengesiebtes Cannabis-Extrakt von höchster Qualität bei mir auch heute nicht Kief oder Kif, sondern einfach nur «geiles Hasch».

Wärme ist ein Feind der Cannabis-Extraktion. Je kälter das Ausgangsmaterial, desto besser lösen sich die Trichomköpfe vom Rest der Pflanze!

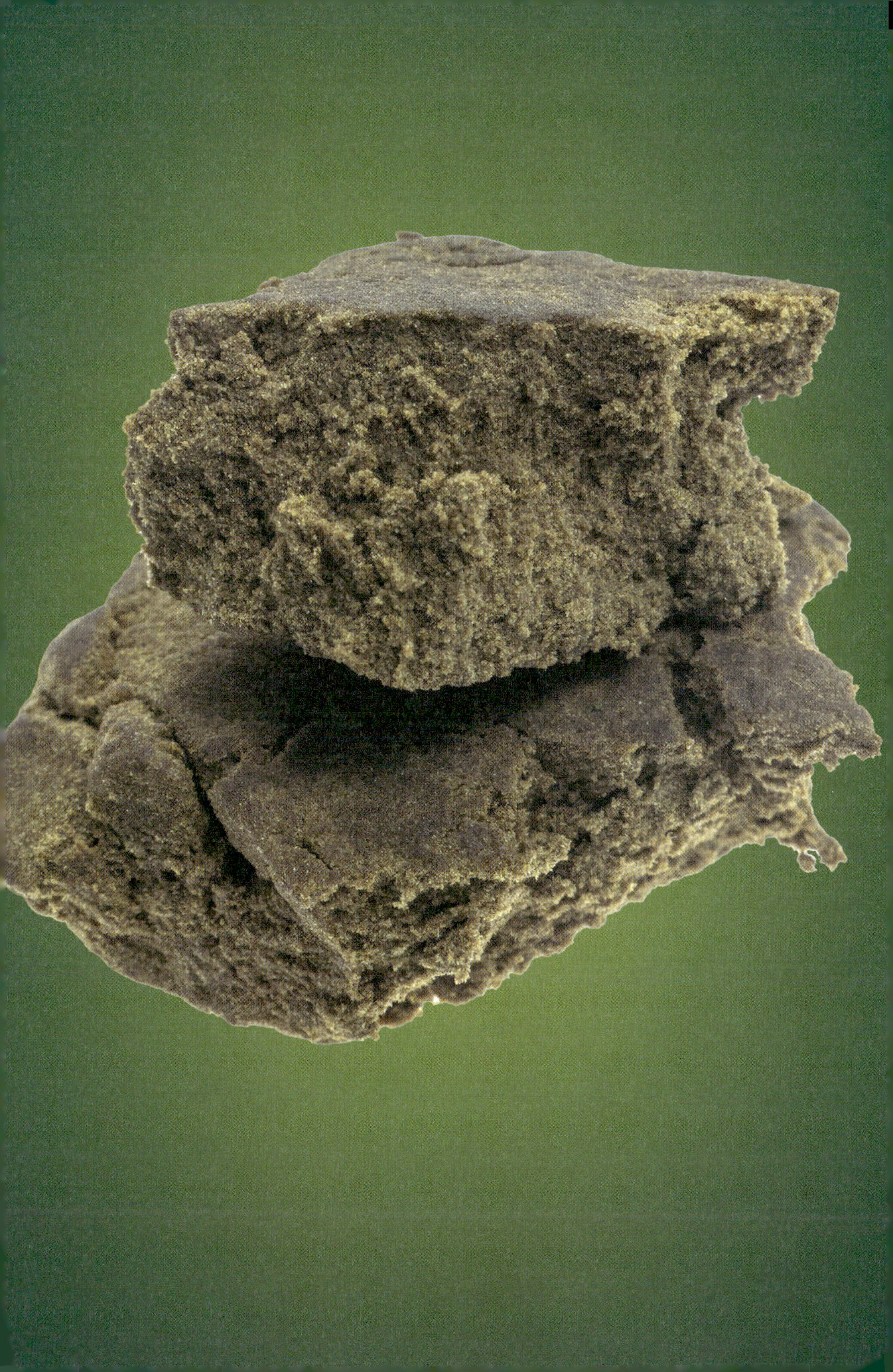

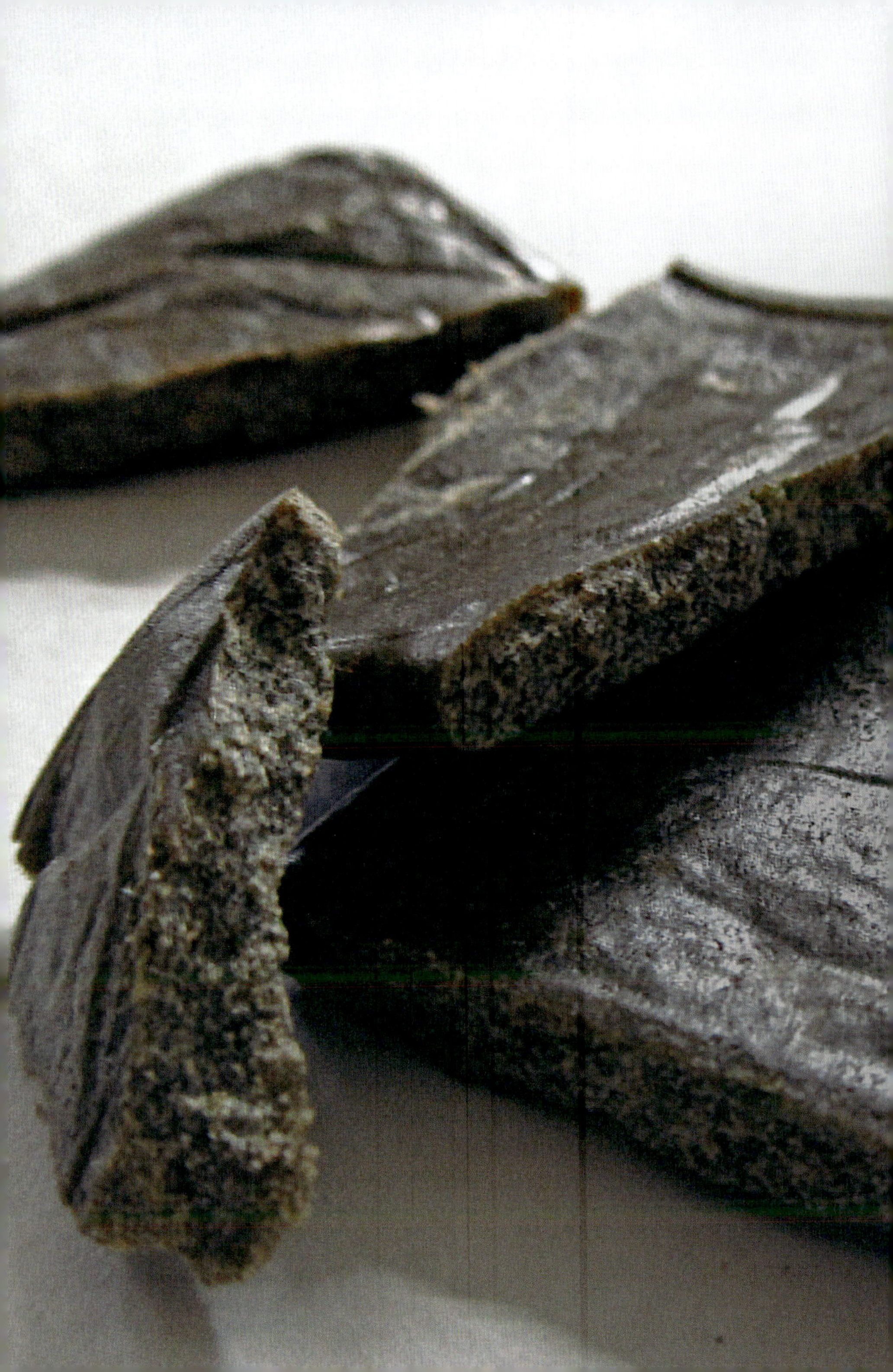

Kapitel 3

Die mechanische Extraktion im Nassen: Eishasch

Bevor die Extraktionswelle mithilfe verschiedener Lösungsmittel im vergangenen Jahrzehnt die Cannasseur-Gemeinde erfasste, galt die Herstellung von Eishasch als das Nonplusultra der Cannabisveredelung. Kein Wunder, denn bei fachgerecht hergestelltem Eishasch können der THC-Anteil sowie der Anteil anderer Cannabinoide ähnlich hoch sein wie bei den Extrakten, die mit Lösungsmitteln extrahiert wurden. Ist das Ausgangsmaterial potent genug, kann die beste Qualität auch hier über 90 Prozent THC und/oder andere Cannabinoide enthalten.

Auch wenn es auf den ersten Blick so scheinen mag, als diene Wasser hier als Lösungsmittel, gilt die Schwimm-Sink-Trennung als lösungsmittelfreie Methode, da sich das Eiswasser nicht mit den Harzen und Ölen vermischt, sondern sie lediglich von der Pflanze wäscht.

Mit oder ohne Feinsieb?

Zur Eishasch-Herstellung haben sich fast ausschließlich die sogenannten **Bubble Bags** oder der **Ice-o-Lator** sowie deren Kopien durchgesetzt. Bei der sieblosen oder auch Schwimm-Sink-Methode, die in China bei anderen öl- oder harzhaltigen Pflanzen in vereinfachter Form schon seit 5000 Jahren bekannt ist, nutzt man zur Extraktion – mit Ausnahme eines einzigen groben Stahlsiebs für große Pflanzenteile – nur die spezifische Dichte von THC, das schwerer ist als Wasser. Pflanzenteile hingegen sind leichter als Wasser und schwimmen oben. Um die THC-Kristalle von den Pflanzenmaterialien zu trennen, muss das verwendete Material flexibel, jedoch so kalt wie möglich sein. Ansonsten würde es beim Rühren in kleinere Teile zerbrechen. Beim Zerbrechen wächst die Oberfläche, und die Pflanzenteile können mehr Wasser aufsaugen und somit absinken, bevor die Trichomköpfe von ihnen abbrechen. Ein höherer Pflanzenanteil beeinflusst die Qualität des Haschischs wiederum negativ.

Die erforderliche Flexibilität wird durch ein 60-minütiges **Einweichen des Pflanzenmaterials in Eiswasser** erreicht. Danach wird das Gemisch, je nach Potenz des Blattmaterials, ein bis zwei Stunden gerührt, wodurch die halb gefrorenen Trichomköpfe von den Blättern brechen und im Wasser schwimmen.

Bis hierhin gleichen sich die Siebbeutel- und die sieblose Schwimm-Sink-Methode. Bei der **Siebbeutel-Methode** wird das Gemisch jetzt einfach durch drei bis sieben Beutel mit einer Maschengröße zwischen 40 und 160 µ gekippt. In den Beuteln bleiben dann nur die kleinsten Teile, die Trichomköpfe, aber auch kleinste Pflanzenteile hängen. Die werden dann abgekratzt, getrocknet und zu Hasch gepresst.

Sieblos glücklicher

Diese Methode funktioniert aber auch ohne spezielle Siebe prima: Man braucht lediglich ein grobes Stahlsieb zum Zurückhalten des Grüns sowie zwei Eimer, einen mit und einen ohne Boden, sowie ein wenig Geduld.

Anstatt das Wasser nach dem Abtrennen und Absinken der Trichome durch ein Eishasch-Sieb zu kippen, schöpft man die obere Schicht mit den Pflanzenresten sehr vorsichtig aus dem Rühreimer. Dann lässt man es wieder eine Weile ruhen und wiederholt den Vorgang. Wichtig hierbei ist, beim Abschöpfen möglichst wenig Verwirbelungen entstehen zu lassen. Wenn man nach ein paar Stunden nur noch einige Zentimeter Wasser und keine Pflanzenreste mehr im Eimer hat, kann man das Gemisch durch einen Kaffeefilter gießen und anschließend trocknen.

Das Ergebnis ist bestes Eishasch mit einem minimalen Pflanzenanteil. Hergestellt mit nur einem groben Sieb, zwei Eimern und einem Kaffeefilter, alles zusammen für ein paar Euro.

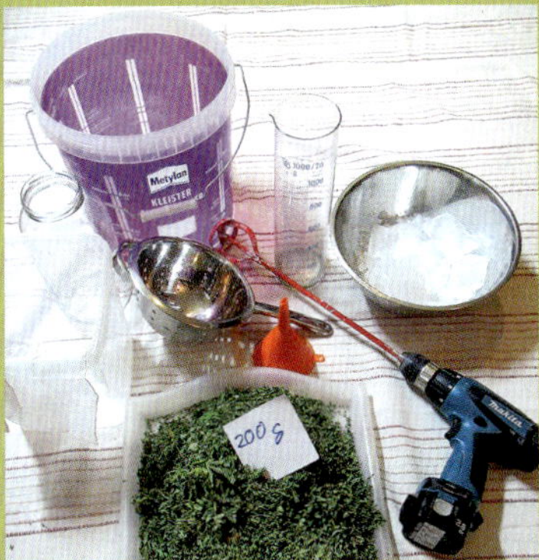

Die Ausrüstung

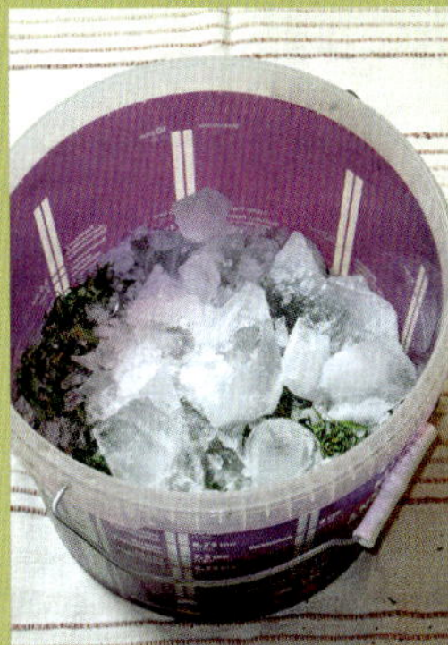

Erst das Weed, dann das Eis und dann den Rest mit Wasser auffüllen.

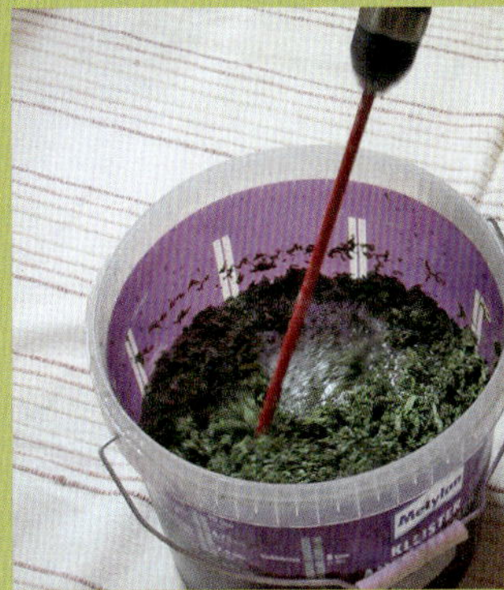

Rühren (die Dauer hängt von der Potenz des Pflanzenmaterials und vom gewünschten Ergebnis ab)

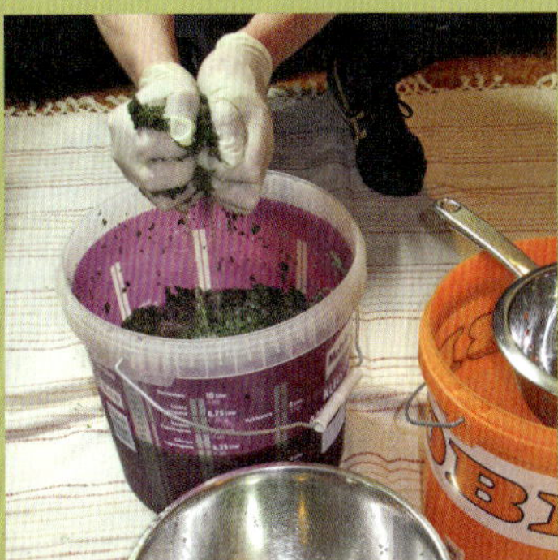

Grobes Pflanzenmaterial wird nach dem Rühren abgeschöpft, das Restwasser wird dabei herausgepresst.

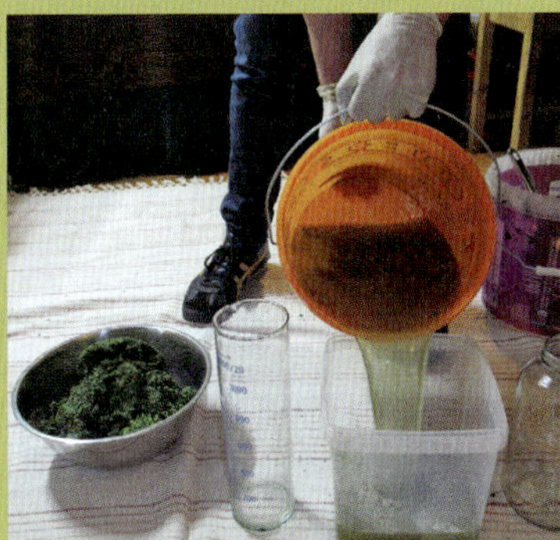

Nachdem sich die Trichome am Boden abgesetzt haben, wird der Großteil des Wassers vorsichtig abgegossen. Hier gilt es, keine Trichome zu verschütten!

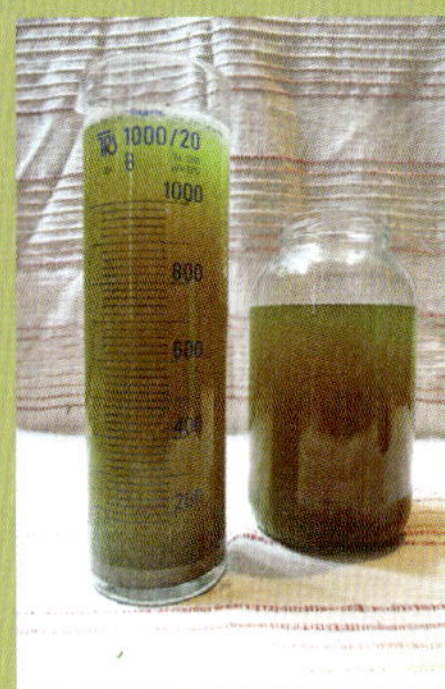

Das wertvolle Wasser am Boden des Eimers wird in kleinere Gefäße gekippt.

Ich behaupte sogar, dass Siebe die Qualität bei der Eishasch-Herstellung vermindern können. Erinnern wir uns an das Beispiel mit dem Apfelbaum: Die leckersten Äpfel fallen schon vom Baum, wenn man nur ganz leicht am Stamm rüttelt. Das sind nicht die kleinsten oder die größten, sondern die stark roten, reifsten mit dem höchsten Zuckergehalt. Die Größe ist nicht ausschlaggebend für den Reifegrad und somit die Qualität. Das Gleiche gilt bei Cannabis.

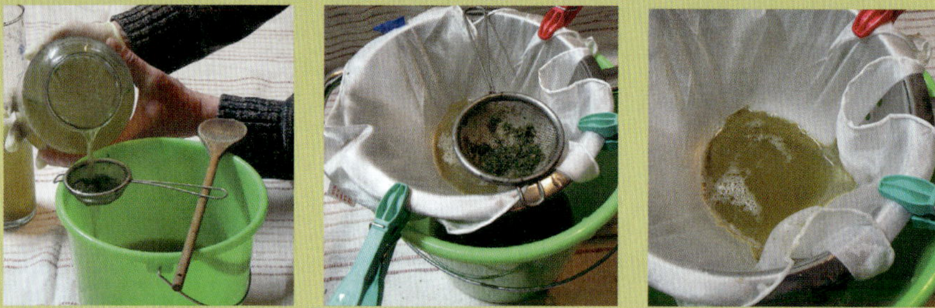

Das Wasser-Trichome-Gemisch wird jetzt durch einen Kaffeefilter (hier wird ein Nussmilchsieb aus Nylon verwendet) abgegegossen. Ein grobes Teesieb fängt eventuell verbliebene Pflanzenreste auf.

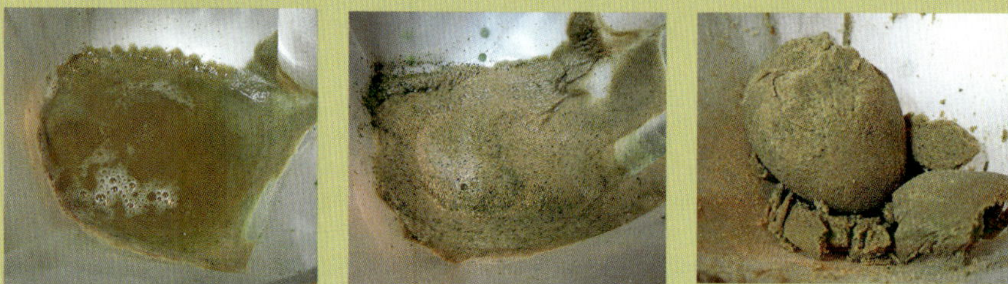

Jetzt muss das abgegossene Gemisch nur noch ein paar Tage trocknen.

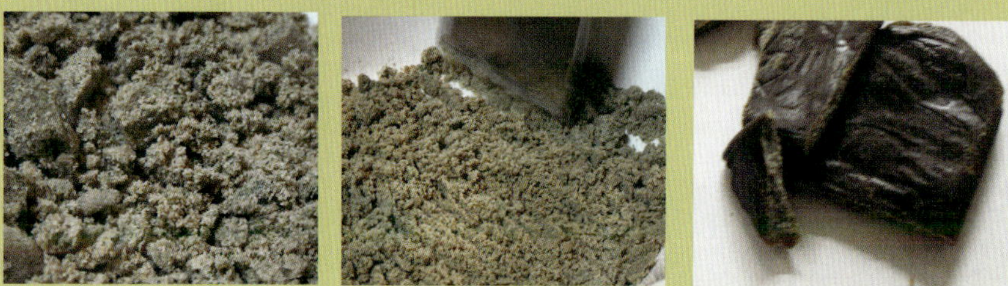

Das Ergebnis ist bestes Eishasch mit einem minimalen Pflanzenanteil.

Der **Reifegrad der Trichome,** nicht ihre Größe, entscheidet darüber, wie viel Kraft notwendig ist, um ihre harztriefenden Köpfe von der Pflanze zu lösen. In den ersten Minuten des Rührens fallen nur die reinsten Harztropfen ohne Pflanzenanteil zu Boden.

Demzufolge machen Spezialsiebe, die das Material nach Größe trennen, den zuvor durchgeführten, auf unterschiedlicher Dichte beruhenden Trennungsprozess teilweise wieder rückgängig. Denn beim Hochziehen oder Durchgießen des Wasser-Hasch-Pflanzenteile-Gemischs bleiben eben jene kleingehäckselten Pflanzenteile in den Sieben hängen, die durch die Schwimm-Sink-Methode vor dem Abgießen oben schwammen und vom Extrakt bereits getrennt waren.

Was bei der Trockensiebung sinnvoll ist, wirkt hier kontraproduktiv, weil zwei grundlegend verschiedene Techniken miteinander vermischt werden. Denn durch Rühren, Kippen oder Ausgießen werden die Harze vom Boden wieder mit dem pflanzenhaltigen Restwasser vermischt. Wenn man die Siebe im Eimer hochzieht oder auch das Harz-Wasser-Gemisch durch die Siebe gießt, macht das den zuvor eingeleiteten physikalischen Trennungsprozess der traditionellen Eishasch-Methode, der auf der unterschiedlichen Dichte beruht, wieder rückgängig. So gehen viele der besten Trichome aufgrund ihrer falschen Größe verloren und landen statt im Joint im Abwasser.

Nicht die größten oder kleinsten, sondern die reifsten Früchte schmecken am besten und fallen zuerst von der Hanfblüte oder vom Apfelbaum!

Das einzige Gerät, das in Kalifornien zur Schwimm-Sink-Trennung von Cannabis entwickelt wurde, hat es, im Gegensatz zu den Eishasch-Beuteln, nicht über einen Prototypenstatus hinaus und erst recht nicht bis auf den europäischen Markt geschafft. Leider gibt es hier seit 20 Jahren Streit um Patente.

In Europa bietet eine niederländische Firma einen Bausatz an, der den Auslass an der falschen Stelle (seitlich anstatt am Boden) hat, ansonsten aber perfekt für die sieblose Eishasch-Produktion geeignet ist. Mit ein wenig handwerklichem Geschick lässt sich das Gerät mit einem Auslass am Boden versehen, so dass es beste Ergebnisse liefert. Ansonsten bleiben dem ambitionierten Hobby-Gärtner die Improvisation mit Eimern und groben Stahlsieben oder die Verwendung von Eishasch-Beuteln.

Eishasch und Trockeneis

Der Vollständigkeit halber erwähne ich hier noch eine Methode, die man in fast jedem Fachbuch findet: die Extraktion mit (extrem teurem) Trockeneis. Diese konnte sich aufgrund der hohen Kosten sowie der mangelnden Effektivität bei der kommerziellen Produktion von Cannabis-Konzentraten nicht großflächig durchsetzen.

Trockeneis-Extraktion ist und bleibt etwas für technikverliebte Cannasseure, die für die Produktion von ein paar Gramm Blütenextrakt viel Geld übrig haben. Ein Liter Trockeneis kostet etwa einen Euro und wird statt des Eiswassers oder einer Gefriertruhe verwendet. So kommen schnell Kosten von mehreren hundert Euro für ein kleines Extraktionsvorhaben zusammen. Auch bei dieser Methode sind extreme Vorsicht sowie das Tragen von Schutzkleidung angesagt, da ein nicht fachgerechter Umgang mit Trockeneis schwerste Verletzungen verursachen kann.

Die Eishasch-Produktion aus Trockeneis ist ein Hybrid aus der Bubble-Bag- und der Rif-Technik. Der Name Trockeneis-Hasch verwirrt ein wenig, denn da dieser Methode kein Schwimm-Sink-Trennungsprozess zugrundeliegt, handelt es sich eigentlich beim Endprodukt gar nicht um Eishasch. Die Extraktion mit Trockeneis ist genau betrachtet eine hundertprozentige Trockensiebung. Deshalb handelt es sich bei dem so gewonnenen Konzentrat genau genommen nicht um Eishasch, sondern um »Trockeneis-Hasch«.

So wird's gemacht:
Um Trockeneis-Hasch zu erhalten, mischt man Cannabis-Blüten oder potente Erntereste in einer Bubble-Bag anstatt mit Wasser mit Trockeneis. So brechen die Trichomköpfe aufgrund der extremen Kälte schon beim zarten Schütteln des Siebbeutels vom Pflanzenmaterial.

Eine Selektion erfolgt dann mithilfe von Sieben, die das abgeklopfte Material nach Größe trennen. Die extrem niedrige Temperatur ist eigentlich die beste Voraussetzung für Effektivität. Doch das anschließende Ausklopfen durch Eishasch-Beutel ist kontraproduktiv, da durch das Schlagen des ganzen Beutels viel mehr Kraft als eigentlich notwendig aufgebracht werden muss. Durch unbedachtes Hauen, Schlagen und Klopfen werden viele Pflanzenteile mitgerissen, die das Extrakt verunreinigen.

Besser als die Nutzung von Bubble Bags ist es, die zuvor trocken vereisten Pflanzenteile wie in Marokko mithilfe eines gespannten Siebes und zwei dünnen Drumsticks von den Harzdrüsen zu befreien.

Die Ausbeute bei der Trockeneismethode ist besser, wenn die anschließende Siebung nach der Rif-Methode (siehe Kapitel 2) erfolgt.

KAPITEL 4

Rosin-Hasch: Quetschtrakt aus der Presse

Wieso ich diese Art, Extrakte herzustellen, Quetschtrakt und nicht wie im Englischen Rosin-Hasch nenne, habe ich bereits in der Einführung erläutert. Mittlerweile bieten verschiedene Hersteller aus Übersee und Spanien verschieden große Spezialpressen zur Herstellung von Rosin-Hasch an.

Mir hat sich bis heute nicht erschlossen, wieso ein ungesiebtes Produkt, das durch Auspressen der Öle und Resinoide (Harzextrakte) hergestellt wird, überhaupt als Haschisch bezeichnet wird. Auch deshalb spreche ich im Folgenden von **Quetschtrakt,** da die harzig-ölige Masse durch das Quetschen von Blüten mit einer Presse entstanden ist.

Quetschtrakt wird ausschließlich mit Druck und Wärme hergestellt. Für den Hausgebrauch ist das bestimmt die sicherste und sauberste Methode, Cannabis zu extrahieren, da weder Explosionsgefahr noch die Gefahr von Verunreinigungen durch Lösungsmittel besteht. Zudem funktioniert die Herstellung von Quetschtrakt extrem einfach und schnell. In Sachen Ausbeute ist diese Technik allerdings noch ausbaufähig.

Quetschtrakt maschinell herstellen

Quetschtrakt-Pressen aus dem Fachhandel kosten mehrere hundert Euro und schaffen es mithilfe von Druck und Wärme, 80 bis 90 Prozent der Öle und Harze aus der Pflanze zu pressen. Diese Pressen arbeiten mit einem Druck zwischen 600 und 1000 psi (Pfund pro Quadratzoll). Quetschtrakt-Pressen sind die mechanische Antwort auf immer komplizierter werdende Extraktionsgeräte und extrem einfach zu bedienen.

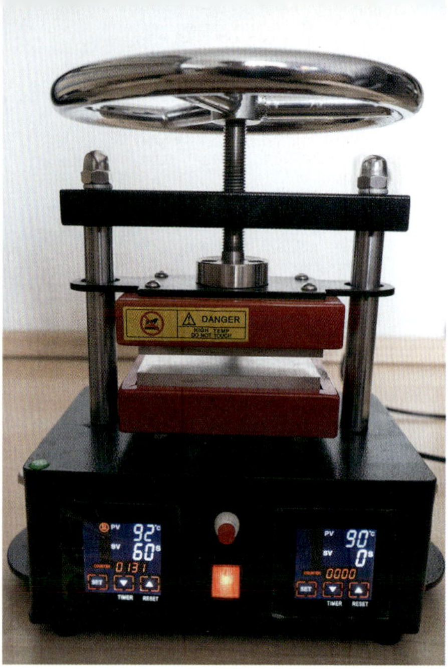

Quetschtrakt-Presse

Die Temperatur
Das Ausquetschen von nicht sehr potentem Haschisch sollte bei einer Temperatur zwischen 75 und 85 °C stattfinden. Bei Blüten sollten es 100 bis 110 °C sein.

Die Quetschzeit
Haschisch bleibt für etwa eine Minute in der Presse. Blüten sollen etwa 40 Sekunden gepresst werden.

Der Druck
Bei Haschisch sind es, je nach Potenz, 300 bis 700 psi. Blüten werden mit 600 bis 1000 psi ausgepresst.

»Quetschtrakt« selber machen

Sauberes »Quetschtrakt« kann man auch herstellen, wenn das Budget für eine Presse nicht reicht. Grundsätzlich müssen die Temperaturen bei der manuellen Herstellung höher (bis 150 °C) gewählt werden als bei der maschinellen (bis 110 °C), da der von Hand erzeugte Druck nicht mit dem einer mechanischen Quetschvorrichtung mithalten kann.

Dazu braucht man:
- ein Glätteisen mit digitaler Temperaturkontrolle,
- einen Bogen Backpapier,
- ein Stück ungebleichten Kaffeefilter,
- potentes Weed (unzerkleinert) oder Hasch.

Um pflanzliche Verunreinigungen zu vermeiden, nutzen Cannasseure gerne sogenannte **Rosin Bags** statt des Kaffeefilters. Stärken von 25 bis 72 Micron werden für Hasch-Extraktionen verwendet, gröbere Ausführungen (90 bis 120 Micron) werden für Blüten benutzt.

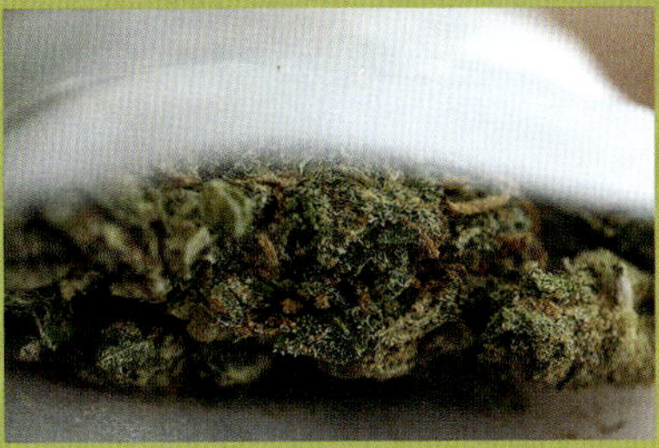

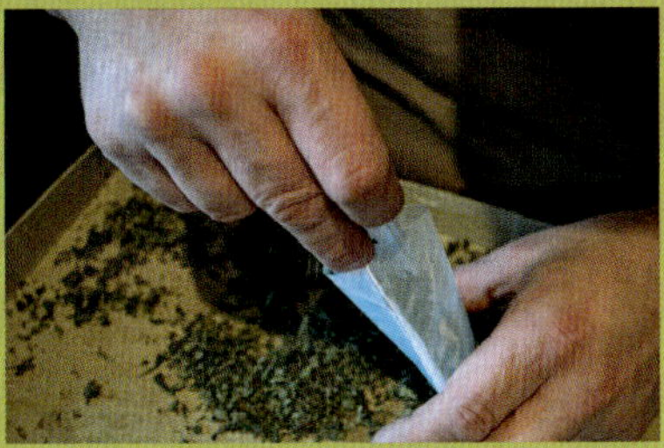

Die Blüten werden in eine Rosin Bag gelegt und durch Falten sorgfältig verschlossen.

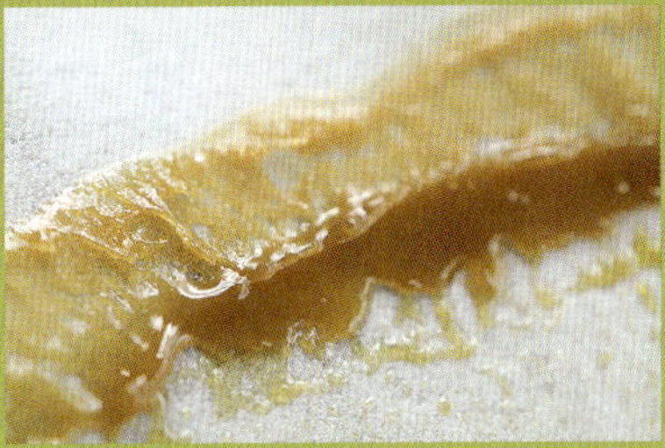

Nach dem Pressen klebt auf dem Papier eine ölig-harzige Substanz, die sich …

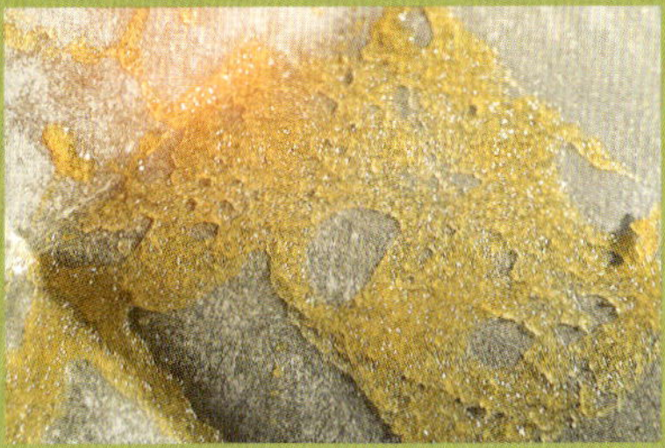

… nach ein paar Minuten im Gefrierfach leicht vom Papier trennen lässt.

So geht's:

- Das Glätteisen wird auf 100–150 °C vorgeheizt.
- Die Blüten/das Hasch werden in einen Kaffeefilter oder eine Rosin Bag gelegt sowie durch Falten sorgfältig verschlossen. Hierbei muss man darauf achten, dass die Umhüllung nicht beschädigt oder mehrmals gefaltet wird, sich aber trotz des zu erwartenden Drucks nicht öffnet.
- Das Backpapier wird in der Mitte gefaltet und das vorbereitete Paket wird in die Falz platziert.
- Dann werden Papier und Blüte zwischen beide Schenkel des Glätteisens gelegt. Danach etwa 30 bis 60 Sekunden fest und gleichmäßig zudrücken. Der Druck sollte dabei so lange gehalten werden, bis ein leises Zischen zu hören ist. Danach sollte man die Schenkel sofort öffnen, damit das Extrakt nicht zu heiß wird.
- Nach dem Pressen wird das Papier entfaltet und der Filter wird vorsichtig abgelöst. Auf dem Papier klebt jetzt eine ölig-harzige Substanz, die zum besseren Ablösen jetzt ein paar Minuten ins Gefrierfach kommt. Danach lässt sie sich leicht vom Papier trennen und genießen.

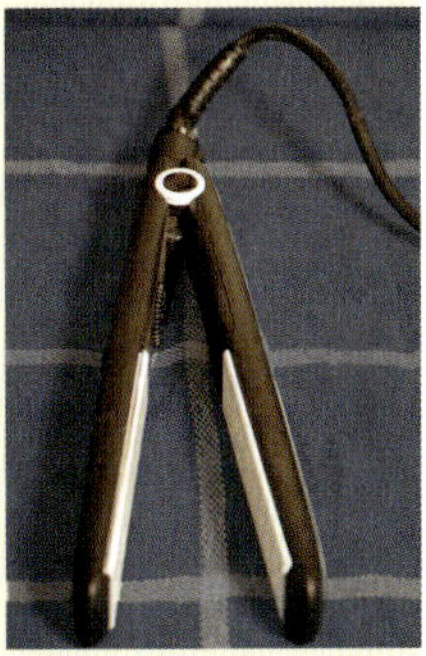

Glätteisen

Je höher die Temperatur ist, desto intensiver und schneller wird das Harz abgeschieden. Doch hohe Temperaturen schaden den

Terpenen. Zudem fängt THC bei 157 °C an zu kochen und somit schnell zu verdampfen. Ich empfehle, nicht über 140 °C zu gehen. Je niedriger die Temperatur gewählt wird, desto aromatischer ist das Endprodukt. Genau wie beim Verdampfen von Stoffen ist die Temperatur ein Hauptfaktor für die Qualität.

In einigen Foren wird eine Temperatur bis zu 180 °C empfohlen, um auch noch die letzten Reste aus dem Bud zu quetschen. Ich neige eher dazu, spätestens bei 150 °C Schluss zu machen und die Reste zu verbacken.

Niedrige Temperaturen (70 bis 105 °C) ergeben eine stabilere, geschmacksintensivere und »geschmeidigere« Ausbeute an Quetschtrakt. Hohe Temperaturen (105 bis 150 °C) produzieren eine größere Menge, die dunkler ist und weniger intensiv riecht und schmeckt.

Je potenter das Material, umso niedriger können Druck und Temperatur gewählt werden. Je höher Druck und Temperatur sind, desto mehr Terpene gehen verloren.

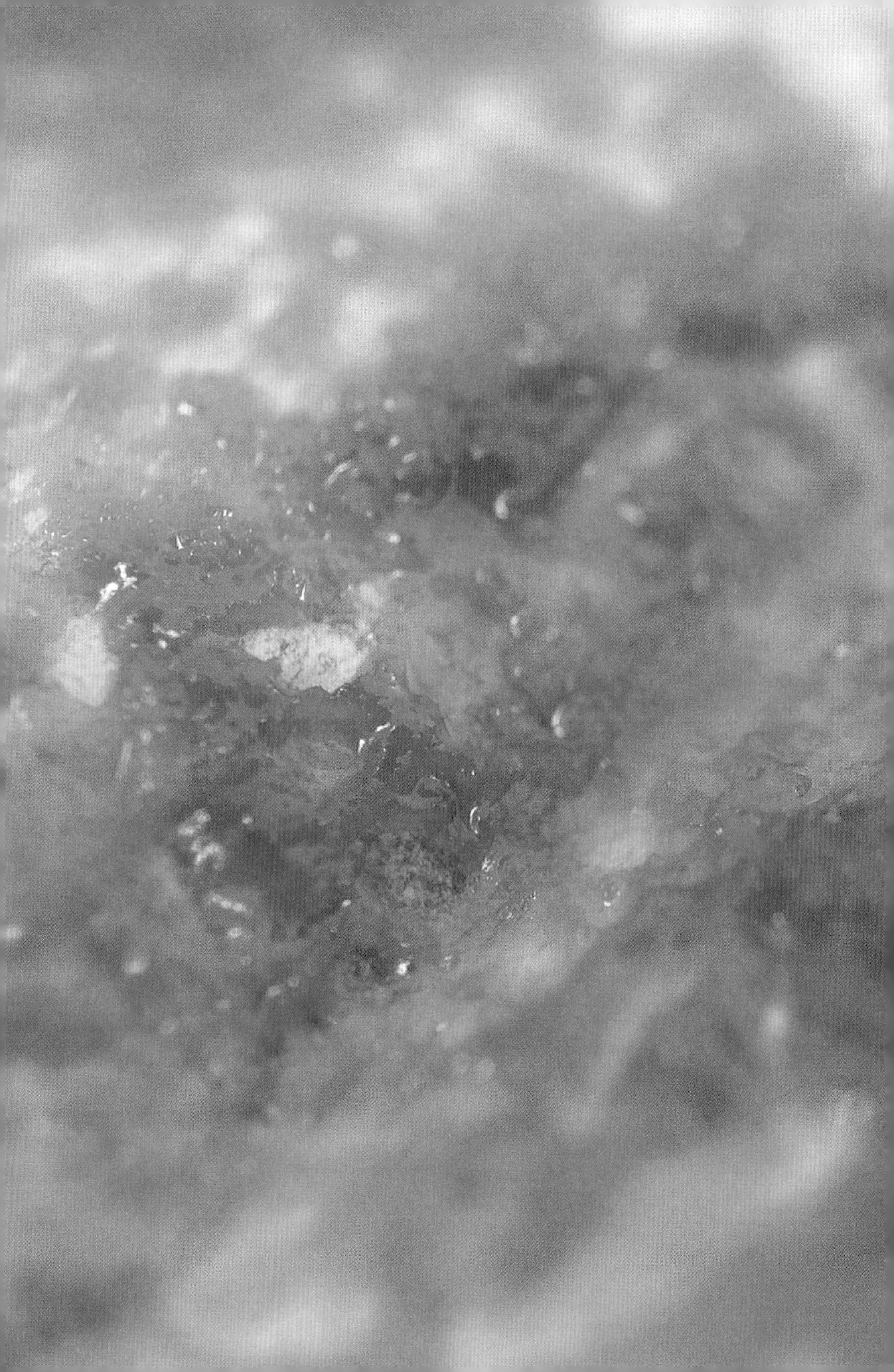

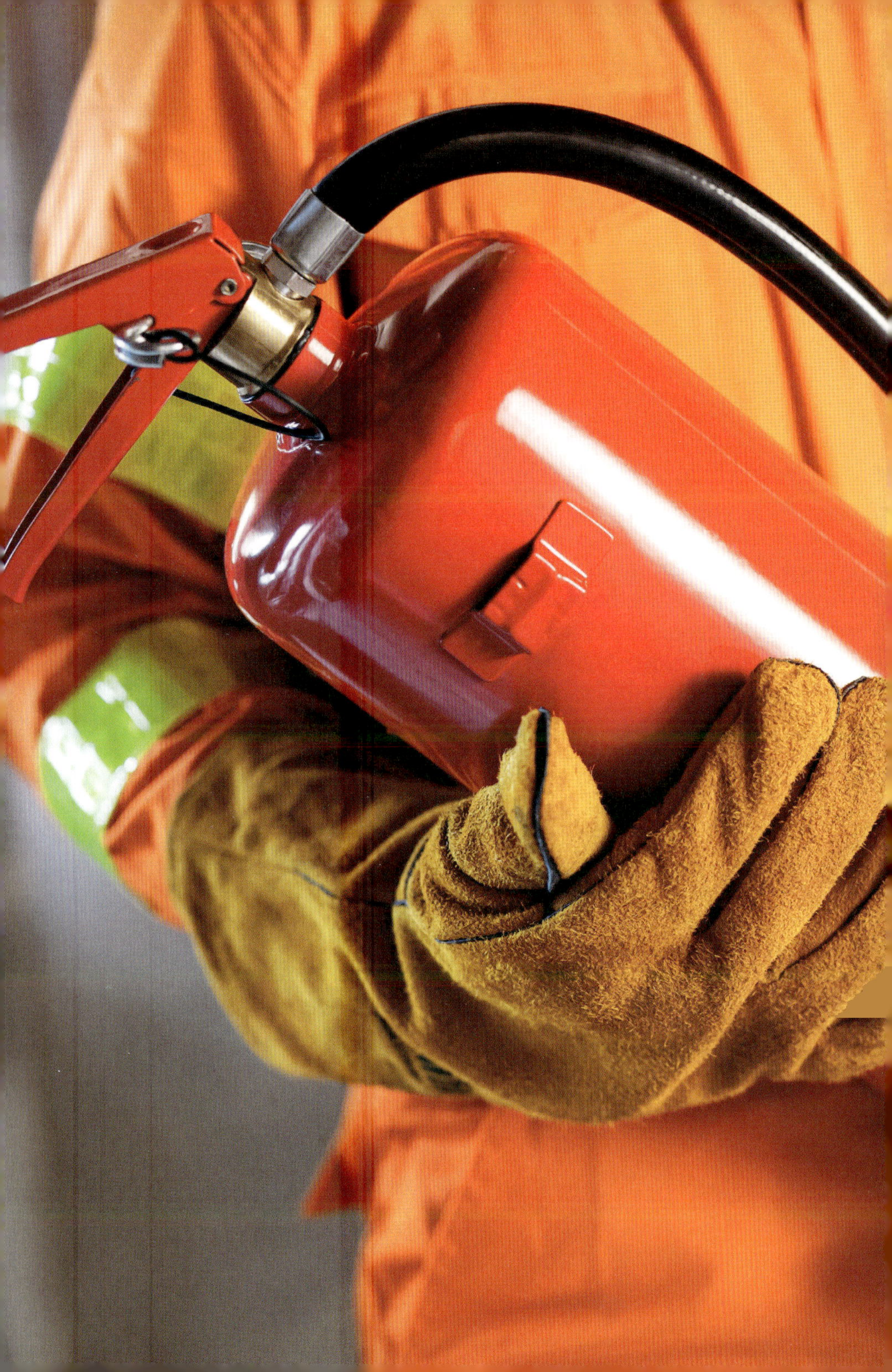

KAPITEL 5
Sicher und sauber

Bevor ich mich dem Thema Hanf-Extraktion mit Lösungsmitteln widme, möchte ich die Leser warnen: Nicht alle Lösungsmittel sind gleich unbedenklich. Von Isopropylalkohol (umgangssprachlich Reinigungsalkohol) ist im Hobbybereich aufgrund der gesundheitlichen Risiken grundsätzlich abzuraten. Gleiches gilt für Benzin, Aceton und andere aromatische Kohlenwasserstoffe. Neben der latenten Explosions- und/oder Brandgefahr entstehen hier beim Extrahieren extrem giftige Dämpfe. Zudem ist ein vollständiges Verdampfen nach dem Extraktionsvorgang kaum gewährleistet, wodurch das Endprodukt oft noch leicht nach Benzin, Aceton oder dem jeweiligen Lösungsmittel riecht.

Bei der **Butan-Extraktion (BHO)** entstehen zwar weniger giftige Dämpfe, dafür ist das Lösungsmittel ungleich explosiver als alle anderen. Die unsachgemäße Handhabung von Butan in den illegalen Cannabis-Veredelungsanlagen dieser Welt führte und führt immer wieder zu schweren Unfällen.

Der deutsche Ex-Rapper **Dr. Knarf** sollte sich als warnendes Beispiel in die Köpfe eingebrannt haben. Knarf hatte Teile seines Musikstudios zum Extraktionslabor umgebaut und sich zusammen mit einem Kollegen hochgejagt. Knarf überlebte knapp; er wird aber sein Leben lang unter den Folgen des unbedachten Extrahierens leiden.

In **Colorado** wurde die Herstellung von Extrakten nach der Legalisierung sogar ein Politikum, weil es immer mehr Unfälle mit Schwerverletzten und sogar Toten gab. 2014 wurden 32 Unfälle mit insgesamt 17 Verletzten bei der BHO-Herstellung gezählt, ein Jahr später gab es die erste Tote. Das veranlasste den Gesetzgeber 2015 dazu, die Cannabis-Extraktion gesetzlich zu regulieren. Bis dahin gab es in Colorado aufgrund des legalen Status von Cannabis keinerlei Handhabe, die Verursacher der Explosionen zur Verantwortung zu ziehen.

Seit 2015 dürfen in Colorado **nur noch lizenzierte Cannabis-Produzenten** Extrakte mit Butangas herstellen. Auch die Verwendung von offenem Feuer ist bei der Extraktion jetzt grundsätzlich verboten. Außerdem bleibt es den Gemeinden Colorados vorbehalten, spezielle Zonen zur Produktion von Cannabis-Extrakten auszuweisen, so wie es Denver bereits getan hat. Dort darf nur noch in Industriegebieten extrahiert werden. Zuwiderhandlungen werden mit Haftstrafen von bis zu 16 Jahren geahndet.

Privatleute, die in Colorado selbst Gras- oder Haschöl herstellen wollen, dürfen nur noch auf klassische Methoden wie die Alkohol- oder Wärme-Extraktion zurückgreifen. Dieser Empfehlung schließe ich mich übrigens uneingeschränkt an, auch wenn ich damit den Unmut einiger Produzenten, die Geräte zur Butan-Heimextraktion anbieten, auf mich ziehen sollte.

Offene Schüsseln oder Plastikrohre mit einem hochexplosiven flüssigen Gas-Cannabis-Gemisch haben auch auf dem Balkon oder im Garten nichts verloren, geschweige denn in geschlossenen Räumen!

Wer mit Butan oder Propan extrahiert, sollte über ein geschlossenes System mit den entsprechenden Sicherheitsvorrichtungen verfügen. Gleiches gilt mit kleinen Einschränkungen für Dimethylether (DME).

Was geschieht mit den Lösungsmittelrückständen?

Die wohl unbedenklichste und rückstandsfreieste Form der Extraktion mit Lösungsmitteln ist die mit CO_2, wofür man allerdings eine spezielle und sehr teure Anlage benötigt. Die CO_2-Extraktion ist kein Verfahren für Heimwerker. Durch moderate Temperaturen und den Ausschluss von Sauerstoff eignet sich das Verfahren besonders zur Gewinnung empfindlicher Öle und Extrakte (siehe **Kapitel 7: Cannabis mit CO_2 extrahieren**).

Grundsätzlich verdampft jedes Lösungsmittel irgendwann vollständig, wenn man es lange genug bei Zimmertemperatur offen stehen lässt.

- **Butan** braucht mehrere Wochen, um bei Raumtemperatur vollständig zu verdampfen, sofern man den Vorgang nicht künstlich beschleunigt (siehe Kap. 12).
- **Propan** gibt es in Europa für Normalsterbliche nur odiert (mit Geruchsstoffen versetzt), es wird hier deshalb selten zur Extraktion genutzt. Nicht odiertes Propan – sofern vorhanden – wird auf dieselbe Weise wie Butan genutzt, eignet sich ähnlich gut zur Extraktion und braucht ein wenig kürzer, um vollständig zu verdampfen.
- **Alkohol** braucht noch länger als die erwähnten Gase, um bei Raumtemperatur vollständig zu verdampfen. Doch mit ein wenig Geduld und in einem warmen Zimmer verdampft auch der letzte Tropfen dieses günstigen und natürlichen Lösungsmittels nach einigen Monaten.

Um ein Extrakt wirklich zuverlässig von allen Rückständen zu befreien, reinigen erfahrene Extraktoren ihr Konzentrat mithilfe spezieller Techniken, die in den Kapiteln 6 und 12 beschrieben werden.

Um ein möglichst vollständiges Ausgasen des Lösungsmittels zu gewährleisten, ist es enorm hilfreich, dessen Siedepunkt genau zu kennen. Je niedriger dieser ist, desto einfacher kann man Lösungsmittel und Extrakt voneinander trennen.

Siedepunkte von Lösungsmitteln in Grad Celsius (bei 1 Bar)

Propan:	−42,0
Dimethylether:	−24,2
Isobutan:	−11,7
N-Butan:	−0,5
Ethanol:	78,4
Isopropanol:	82,5
Glycerin:	290,0

Regeln zum sicheren Extrahieren

Wissen aneignen

Ohne ein solides Verständnis der Chemie und Physik des angewandten Verfahrens riskiert man eine Tragödie. Wissen gewährleistet Sicherheit und steigert Qualität sowie Quantität.

Belüftung gewährleisten

Arbeitsbereiche, in denen brennbare Lösungsmittel verwendet werden, müssen belüftet werden, um die Ansammlung von explosiven Dämpfen zu verhindern. Das gilt nicht nur für die Extraktion mit Gasen wie Dimethylether, Butan oder Propan, sondern auch für Alkohol.

Brandherde vermeiden

Brennbare Dämpfe können durch Lichtschalter, Heizlüfter, Ventilatoren, Motoren, offene Flammen, defekte elektrische Verbindungen oder statische Aufladung der Luft entzündet werden.

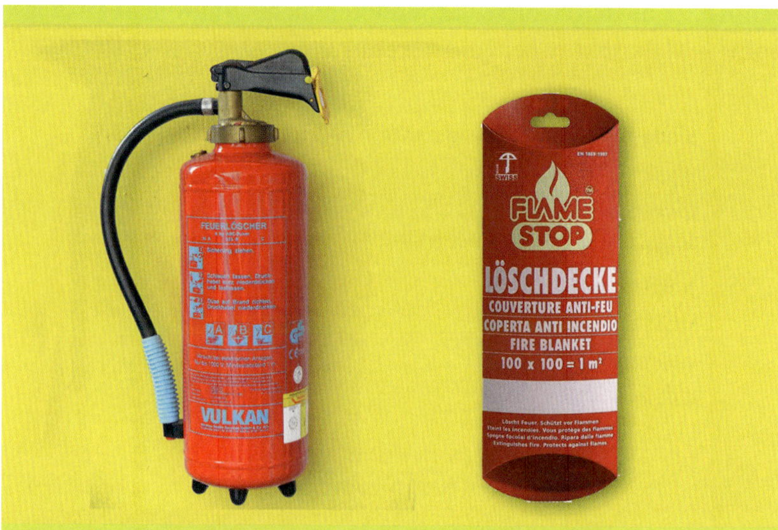

Auch bei der Cannabis-Extraktion im kleinen Rahmen müssen ein Feuerlöscher sowie eine Brandschutzdecke in greifbarer Nähe sein.

Nur Extraktionsgeräte mit geschlossenem Kreislauf verwenden

Die Verwendung von Geräten, die brennbare Lösungsmitteldämpfe direkt und ohne Abscheidung in die Atmosphäre abgeben, muss unterbleiben. In Ländern, in denen es Gesetze zur Cannabis-Extraktion gibt, ist das streng verboten. Hilfs- und Zusatzgeräte wie Kompressoren, Kühler, Vakuumpumpen und Heizgeräte sollten außerhalb des Extraktionsorts aufgebaut werden. Weit entfernt von brennbaren Lösungsmitteln können sie keinen Schaden anrichten.

Die explosiven Dämpfe überwachen

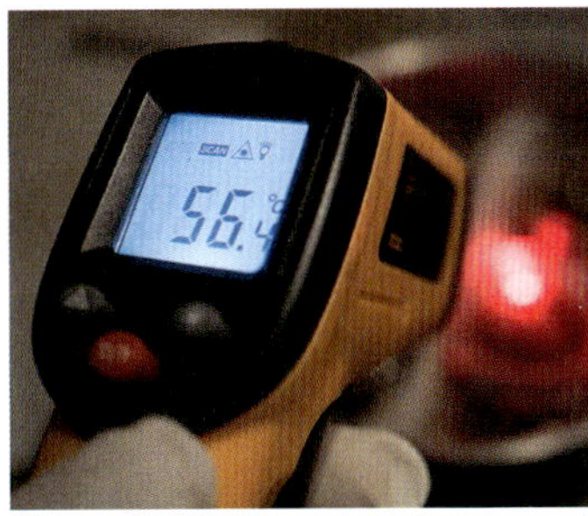

Gasdetektor

Butan- und Propan-Lösungsmitteldämpfe können explodieren, bevor die menschliche Nase sie wahrnehmen kann. Extraktionseinrichtungen, die brennbare Lösungsmittel verwenden, müssen daher über kontinuierlich arbeitende Sensoren für brennbare Gase in der Raumluft verfügen, die bei der Erkennung von Dämpfen einen Alarm auslösen. **Gasdetektoren** für die Steckdose gibt es im Fachhandel schon ab 20 Euro. Wer mit explosiven Stoffen extrahiert, sollte diese Investition nicht scheuen.

Brandschutz vorab gewährleisten

Sowohl bei der Verwendung von professionellen Extraktionsvorrichtungen mit brennbaren Lösungsmitteln als auch im Hobbybereich müssen vorab **Brandschutzmaßnahmen** getroffen werden.

Während professionelle Produzenten Trockenpulver-, Kohlendioxid-, Wassernebel- oder Gaslöschmittelsysteme nutzen, sollten auch bei der Cannabis-Extraktion im kleinen Rahmen ein Feuerlöscher sowie eine Brandschutzdecke bereitstehen.

Die Verwendung von Lösungsmitteln zur Extraktion von Cannabis ist kein Kinderspiel und bedarf zahlreicher Sicherheitsvorkehrungen. Wer mechanisch extrahiert, riskiert viel weniger!

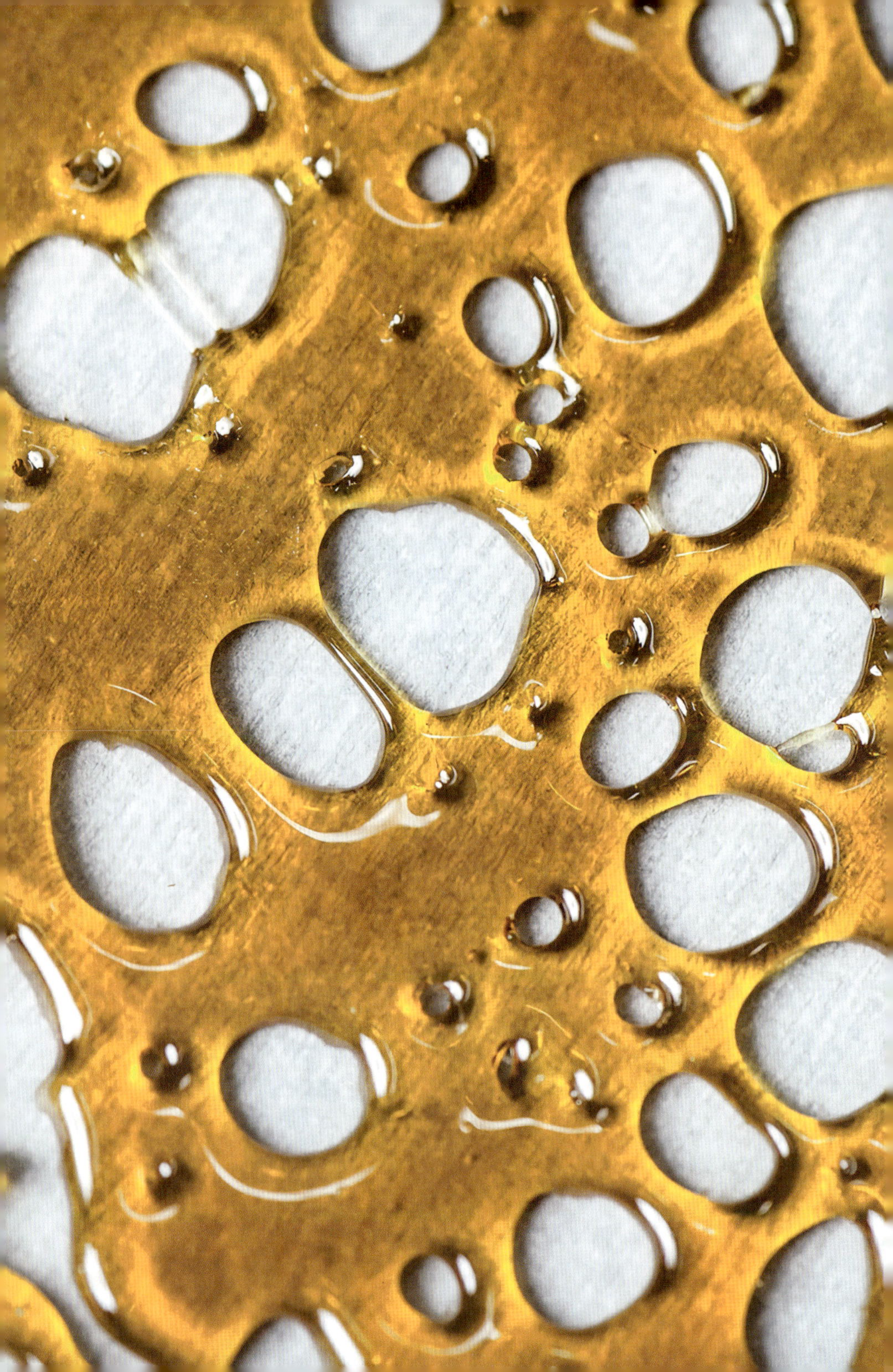

KAPITEL 6

Die Herstellung von Cannabis-Extrakten mit Alkohol

Bevor wir uns den Extraktionstechniken mit Lösungsmitteln widmen, muss eine grundlegende Voraussetzung erfüllt sein: Hanfblüten oder Pflanzenreste, die später zur oralen Verwendung bestimmt sind, sollten bei allen Extraktionsmethoden mit Lösungsmitteln vorher aktiviert werden. Das heißt, die in der frischen Pflanze vorliegende, nicht psychoaktive **THC-Säure (THC-A)** muss vor der Weiterverarbeitung zu Extrakten mithilfe von Hitze **decarboxylieren** (Abspaltung von Kohlendioxid), um so in das phenolische und damit psychoaktive **THC** umgewandelt zu werden. Schaut man sich den Prozess unter dem Mikroskop an, wird deutlich, wie das funktioniert: Solange die Harzdrüsen noch in Tröpfchenform vorliegen, ist ihr Inhalt, der zum Großteil aus THC-A besteht, luftdicht verpackt und kann nur ganz langsam mit der Luft reagieren; man muss ihn also aus den Harzdrüsen holen, damit er sich bei Kontakt mit Luft schnell in psychoaktives THC umwandeln kann. Das erreicht man entweder durch

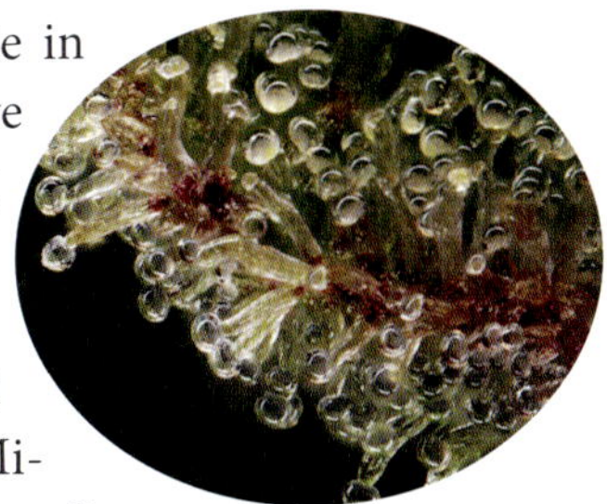

- langsame Trocknung (mindestens drei Monate)
- oder eine 20-minütige Erhitzung auf 120 Grad, zum Beispiel im Ofen
- oder ein 60-minütiges Bad in kochendem Wasser. Hierzu benötigt man ein Weckglas für die Pflanzenteile sowie einen Kochtopf.

Bei den im ersten Teil dieses Buches beschriebenen lösungsmittelfreien Extraktionsmethoden wird die Decarboxylierung durch den Druck und die Hitze während der Produktion gewährleistet. Zudem werden die Cannabispflanzen in traditionellen Anbaugebieten so lange getrocknet, bis ein natürlicher Decarboxylationsprozess stattgefunden hat.

Extrakte, die später verdampft, gedabbt oder geraucht werden sollen, sollte man vor der Extraktion nicht decarboxylieren, damit die leicht flüchtigen Terpene erhalten bleiben.

Die einfachste Lösung heißt: Alkohol

Die einfachste Art, die Wirkstoffe aus Cannabis mithilfe von Lösungsmitteln zu extrahieren, ist die Verwendung von **Alkohol** (siehe auch **Kapitel 14,** Seite 113 f.). Alkohol ist günstig und weniger explosiv als die meisten anderen Lösungsmittel, die heutzutage zur Cannabis-Extraktion verwendet werden. Trotzdem handelt es sich auch bei Alkohol um eine flüchtige und leicht brennbare Substanz; die Sicherheitsvorkehrungen in **Kapitel 5** zum Brandschutz müssen deshalb unbedingt ebenfalls beachtet werden.

Das Prinzip der **Alkohol-Extraktion** ist recht einfach. Das getrocknete Pflanzenmaterial wird in Alkohol eingeweicht und nach dem Lösen der Inhaltsstoffe wieder abgeseiht. Da es sich bei Alkohol um ein sogenanntes polares Lösungsmittel handelt, löst dieser außer den Harzdrüsen auch Chlorophyll und andere Bestandteile, die im Endprodukt unerwünscht sind. Diese Komponenten müssen dann nach dem eigentlichen Extraktionsvorgang wieder entfernt werden.

Meist werden **Ethylalkohol** (Ethanol / C_2H_6O) oder **Isopropylalkohol** (Isopropanol oder 2-Propanol / C_3H_8O) verwendet. Ich ziehe aus Gesundheitsgründen Ethanol vor, da Isopropylalkohol schon bei Zimmertemperatur giftige Dämpfe produziert. Zudem kann er mit Luftsauerstoff explosive Peroxide bilden; beim Abdestillieren von Isopropanol ist es deshalb schon zu schweren Unfällen gekommen. Dennoch hat die Extraktion mit Isopropylalkohol noch immer viele Anhänger, da sie weniger zeitaufwendig ist als die mit Ethanol. Außerdem löst Isopropanol aufgrund der kürzeren Kontaktzeit weniger Chlorophyll aus der Pflanzenmasse.

In den USA und Kanada bezeichnen Produzenten die Isopropanol-Extraktion als **Quwiso** (Quick wash Isopropyl), während die Ethanol-Extraktion als **Quet** (Quick wash Ethanol) bezeichnet wird. Doch der englische Ausdruck trifft hier nicht ganz zu. Denn für den Waschvorgang mit Ethanol muss man mindestens drei Minuten Kontaktzeit einplanen. Das ist länger als bei jedem

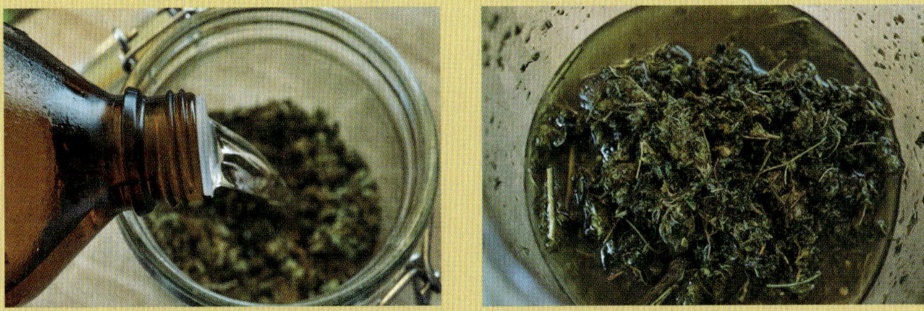

Man gießt Alkohol über das Pflanzenmaterial, bis es komplett bedeckt ist.

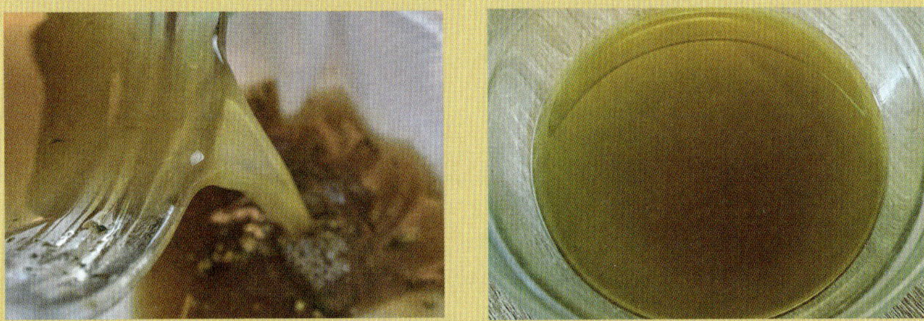

Die Alkohol-Pflanzen-Mischung wird durch einen ungebleichten Kaffeefilter abgeseiht und in einer flachen Glas- oder Edelstahlschale aufgefangen.

anderen Lösungsmittel. Mit Isopropanol hingegen dauert der Vorgang nicht einmal eine halbe Minute. Eigentlich müsste die Ethanol-Extraktion **Slet** (Slow wash Ethanol) heißen.

Voraussetzung für die Alkohol-Extraktion ist gut getrocknetes und decarboxyliertes Pflanzenmaterial. Das verwendete Pflanzenmaterial sollte vorher nicht kleingerieben oder gar zermahlen werden.

Zur Vorbereitung kühlt man den Behälter mit dem Pflanzenmaterial sowie den Alkohol im Gefrierschrank auf −18 °C herunter. Sind beide Substanzen auf diese Temperatur heruntergekühlt, wird solange Alkohol über das Pflanzenmaterial gekippt, bis es komplett bedeckt ist. In der Regel benötigt man ungefähr 10 ml Alkohol pro Gramm Pflanzenmaterial.

Ist die Pflanzenmasse gut bedeckt, muss man durch langsames Umrühren sicherstellen, dass das Pflanzenmaterial komplett mit dem Lösungsmittel durchtränkt wird.

Bis hierhin gleichen sich die Ethanol- und die Isopropanol-Extraktion haargenau.

Wird mit Ethanol extrahiert, muss die Alkohol-Pflanzen-Mischung noch einmal für etwa drei Minuten ins Gefrierfach, um anschließend ein weiteres Mal umgerührt zu werden.

→ *Je länger die Kontaktzeit mit Alkohol, desto mehr wertvolle Inhaltsstoffe werden gelöst. Allerdings steigt aufgrund der polaren Eigenschaften des Lösungsmittels mit zunehmender Kontaktzeit auch der Pflanzenanteil in der extrahierten Lösung.*

Danach wird das Gemisch aus Cannabinoiden, Terpenen, Alkohol und Pflanzenresten durch einen ungebleichten Kaffeefilter abgeseiht. Zum Auffangen verwendet man am besten eine flache Glas- oder Edelstahlschale; ihre große und glatte Oberfläche beschleunigt den Verdampfungsprozess des Alkohols und erleichtert danach das Hantieren mit dem Extrakt.

→ *Wer die handelsüblichen Silikonschalen verwendet, sollte daran denken, dass Alkohol nach mehr als 30 Minuten Kontaktzeit kleine Silikonpartikel lösen kann. Gleiches gilt für Butan oder Dimethylether. Beide Lösungsmittel können die Silikonoberfläche schon nach wenigen Minuten angreifen.*

Wird mit Isopropanol extrahiert, kann man die Mischung direkt nach dem Umrühren durch einen ungebleichten Kaffeefilter in eine Schale abseihen.
Jetzt hängt der größte Teil der unerwünschten Pflanzenreste im Kaffeefilter und es gilt, den Restalkohol loszuwerden.

Man kann das abgesiebte Pflanzenmaterial trocknen lassen, um es ein zweites Mal zu extrahieren. Doch die Qualität der zweiten Extraktion kommt nicht an die der ersten heran. Sie hängt vor allen Dingen von der Potenz des verwendeten Materials sowie von der Kontaktzeit beim ersten Durchlauf ab. Wer die oben angegebenen Kontaktzeiten mit dem Lösungsmittel merklich unterschreitet, erhält im ersten Durchlauf eine bessere Qualität, jedoch eine sehr geringe Ausbeute. In solchen Fällen empfiehlt sich ein zweiter Durchgang.

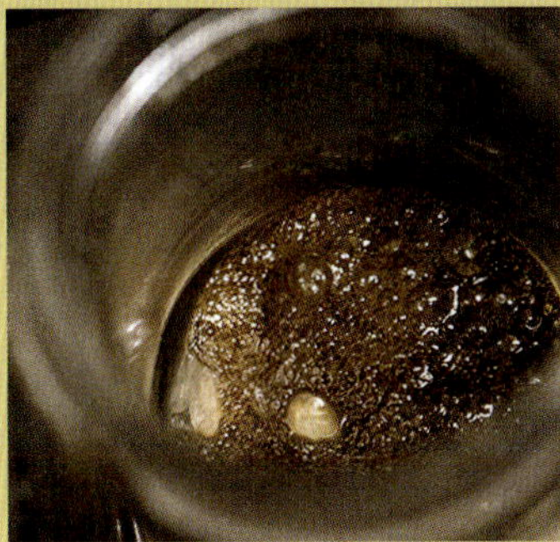

Köchelnde Blasen ...

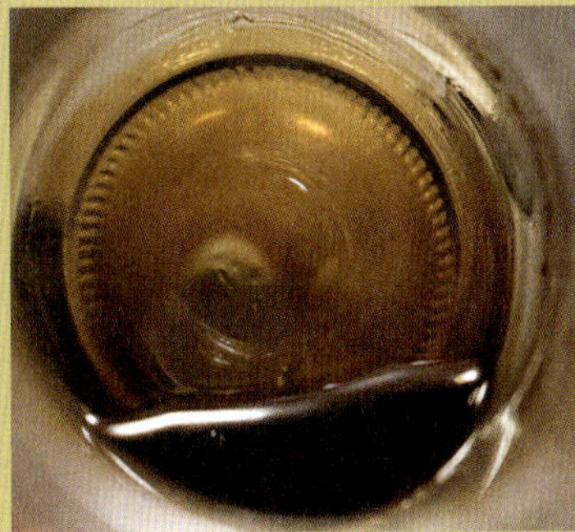

... und fertiges Extrakt.

Ein heißes Bad gegen den Restalkohol

Ethanol hat einen Siedepunkt von 78 °C, Isopropanol kocht bei 82 °C. Um ein möglichst schnelles und sicheres Verdampfen zu gewährleisten, sollte die Lösung kurz unter der jeweiligen Siedetemperatur des Lösungsmittel gehalten werden.

Nach dem Filtern wird die Schale mit dem Extrakt-Ethanol-Gemisch bei maximal 75 °C in ein Wasserbad gestellt. Bei Isopropanol kann man das Wasserbad fünf Grad wärmer anheizen.

→ *Für kleine Mengen eignet sich ein Simmertopf mit Temperaturkontrolle perfekt. Größere Mengen kann man in einem sogenannten* ***Bain-Marie*** *oder Marienbad (beheizbares Wasserbecken in der Gastronomie zum Warmhalten von Speisen) auf 70 °C erwärmen. Achtung: Die dabei entstehenden Dämpfe sind leicht brennbar!*

Ist die gewünschte Temperatur erreicht, kann man beobachten, wie der Alkohol anfängt zu kochen, indem er kleine Bläschen bildet. Sobald in der Mitte der Schale keine großen Blasen mehr entstehen, nimmt man die Schale zum Abkühlen aus dem Wasser. Nach dem Abkühlen wird das Gemisch erneut durch einen Kaffeefilter abgeseiht und wieder bei circa 75 °C ins Wasserbad gestellt. Noch bilden sich am Rand kleine Lösungsmittelblasen, die mit der Zeit dann weniger werden. Blubbert es nicht mehr, ist es an der Zeit, die Schale aus dem Wasser zu nehmen.

→ *Die Temperatur des Wasserbads hängt vom Siedepunkt des jeweiligen Lösungsmittels ab (siehe Tabelle Seite 51). Bei Extrakten aus Butan, Propan oder Dimethylether reichen bereits Temperaturen um die 35 °C. Je niedriger die Temperatur des Wasserbads, desto mehr Terpene bleiben erhalten. Allerdings steigt mit sinkenden Temperaturen die notwendige Dauer des Wasserbads.* ***Der Siedepunkt des verwendeten Lösungsmittels darf im Wasserbad auf keinen Fall überschritten werden!***

Jetzt ist das Extrakt eigentlich fertig. Doch Perfektionisten bedienen sich einer Methode, die alle verbleibenden Flüssigkeitsrückstände aus dem Extrakt entfernt: der **Vakuumspülung.** Denn selbst bei sorgfältigstem Erwärmen können Alkoholrückstände im Extrakt zurückbleiben. Zudem entsteht bei der Extraktion mit Ethanol oder Butan aufgrund der niedrigen Temperaturen Kondenswasser an den Außenseiten der Gefäße, von dem winzige Tröpfchen leicht im Extrakt landen können. Im Vakuum sinken die Siedepunkte von Flüssigkeiten, was das Verdampfen erleichtert und enorm beschleunigt. So können Lösungsmittel- und Wasserrückstände mithilfe einer Vorrichtung zur Vakuumspülung aus dem Extrakt entfernt werden.

Die Vakuumspülung von Konzentraten

Bei der Vakuumspülung kann man auf das eben beschriebene zweite Wasserbad verzichten, da durch das Vakuumverfahren auch der Restalkohol abgepumpt wird, der nach dem ersten Wasserbad noch im Extrakt verblieben war. Man nennt diesen Vorgang auch **Purgen** (von englisch *to purge*, reinigen).

Zur Vakuumspülung von Cannabis-Extrakten benötigt man:

- 1 digitale Heizplatte (Magnetrührer, um die 200 Euro)
- 1 Vakuum-Kammer (Edelstahl oder Duran-Glas, ab 150 Euro)
- 1 Vakuumpumpe (etwa 80 Euro).

Noch besser ist

- ein Vakuum-Ofen (Hybrid aus digitaler Heizplatte, Pumpe und Vakuum-Kammer, ab 900 Euro)
- 1 Silikonmatte

Der Vakuumofen wird auf 40 °C (28–37 °C bei Butan, Propan oder DME-Extrakten, siehe Tabelle **Siedepunkte von Lösungsmitteln** auf Seite 51) vorgeheizt.

Alternativ zum teuren Ofen wird die digitale Heizplatte unter der Vakuumkammer platziert, um einen vakuumierten Edelstahltopf konstant auf 40 °C (28–35 °C bei Butan, Propan oder DME-Extrakten) zu erwärmen.

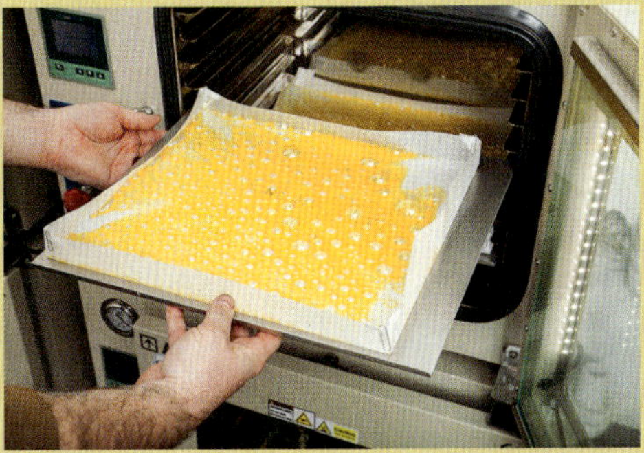

Das bereits ausgedampfte Extrakt wird auf einem Backblech in den Vakuumofen geschoben. Temperatur, Druck und Zeit sind abhängig vom verwendeten Lösungsmittel (siehe Tabelle Seite 51).

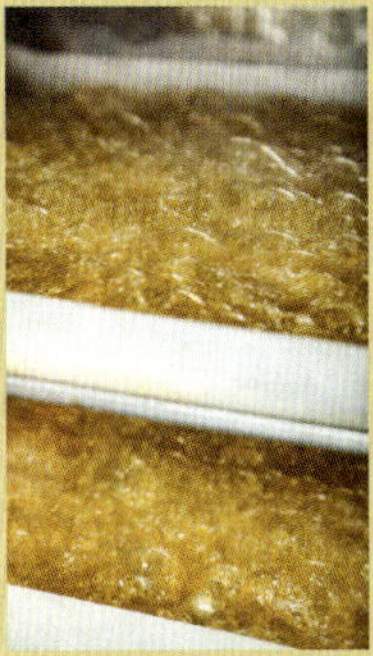

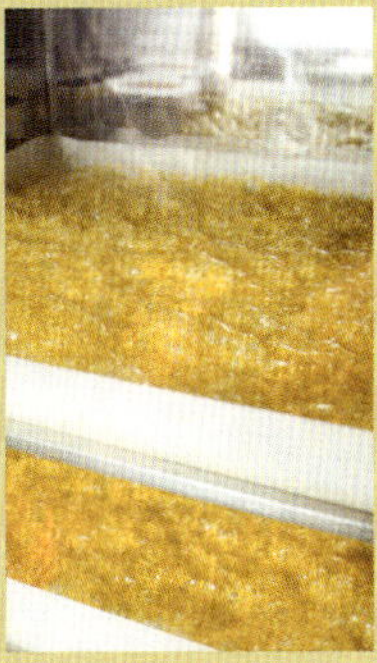

Das Lösungsmittel verdampft – es bilden sich Bläschen. Ist die Bläschenbildung beendet, ist das Extrakt fertig.

→ *Einfache Vakuumkammern aus Glas eignen sich zum Purgen nur bedingt. Sie können optional auf* **Heizmatten mit Temperatursteuerung** *gestellt werden, um eine konstante Temperatur zu gewährleisten. Allerdings kann bei der Vakuumspülung mit externer Wärmequelle die Temperatur nicht gradgenau gesteuert werden. Deshalb ist der Vakuumofen für das Purgen das beste Mittel der Wahl.*

→ *Eine andere Möglichkeit, die Temperatur in der Vakuumkammer stabil zu halten, ist die* **Verwendung von warmem Wasser.** *Findige Cannasseure stellen ihre Vakuumkammer bei der gewünschten Temperatur (meist 28– 35 °C) in einen Simmertopf oder in ein Bain-Marie.*

Ist die gewünschte Temperatur im Vakuumofen erreicht, bilden sich kleine Blasen, und man kann zusehen, wie das Extrakt langsam immer zähflüssiger wird. Wenn das Extrakt im Vakuum keine Blasen mehr wirft und fest aussieht, sind alle Lösungsmittel- und Kondenswassereinschlüsse verschwunden. Das Extrakt ist jetzt fertig.

→ *Die Vakuumspülung dauert – je nach verwendetem Lösungsmittel, Reinheitsgrad des Extrakts, Druck und Temperatur – zwischen 24 und 72 Stunden.*

Bilden sich keine Blasen mehr und bleibt die Konsistenz des Konzentrats unverändert, ist das Purgen beendet.

Reinigt man das Extrakt bei niedrigeren Temperaturen, muss die Reinigungszeit verlängert werden. Grundsätzlich gilt: **Niedrige Temperaturen verlängern die Reinigungszeit und schonen die Terpene.**

Beim Purgen auf der Heizplatte wird das Extrakt aus der Extraktionsschale auf ein passendes Silkonpad oder ein Stück Pergamentpapier umgebettet und auf die vorgeheizte Heizplatte gelegt. Dann wird die Kammer verschlossen und die Pumpe gestartet.

Achtung: Die Stärke des Vakuums darf 0,013bar nicht unterschreiten, da das THC sowie die anderen Cannabinoide im Vakuum schneller kochen.

→ *In einem 99,5%-igen Vakuum kocht THC bereits bei −5 °C und würde so sehr schnell verdampfen. Bei 0,013bar kocht es bei 44 °C, bei 0,338bar bei 91 °C.* Der Unterdruck auf den Displays von Vakuumpumpen und Öfen wird in Torr (mmHg = Millimeter Quecksilbersäule) angegeben. **Vorsicht:** US-Anbieter rechnen in Inches. Deshalb wird der Unterdruck auf ihren Displays in **Inches of Mercury** ("Hg) gemessen. Zur Orientierung:

- Ein 100-prozentiges Vakuum hat einen Wert von 0 "Hg
- 1bar entspricht 29,5 "Hg oder 750 mmHg
- 0,013bar entspricht 0,38 "Hg oder 9,75 mmHg
- 0,338bar entspricht 1 "Hg oder 25 mmHg

Die meisten Öfen oder Pumpen für den Hobbybereich erzeugen ohnehin kein perfektes Vakuum, das THC zum Kochen bringen könnte. Doch bei der Verwendung von mehrere Tausend Euro teuren Laboröfen besteht die Gefahr, dass sich Cannabinoide durch ein zu starkes Vakuum schnell verflüchtigen.

Da das nachträgliche Reinigen und Veredeln von Cannabis-Extrakten eine Kunst für sich ist, sind Techniken wie die Dehydrierung (Winterizing) und die Herstellung von THC-A-Diamanten mit Soße, Shatter, Wax oder Budder am Ende dieses Buches in einem eigenen Kapitel (**Die Veredelung von Extrakten**) beschrieben.

Gaseinschlüsse und Kondenswasser in Cannabis-Extrakten

Bis heute testen Cannasseure den Reinheitsgrad ihres Extrakts, indem sie es kurz einer Flamme aussetzen. Knistert das Extrakt, so schließen sie auf verbleibende Gas- oder Alkoholeinschlüsse, die bei der Reinigung nicht gänzlich verdampft sind.

Ich zweifle an diesem Schnelltest. Gas- oder Alkoholeinschlüsse knistern nicht. Das markante Geräusch klingt nicht wie ein Gas, das sich entzündet, sondern eher nach winzigen Wassertröpfchen, die sich, wie beim Kontakt mit heißem Öl, extrem schnell erhitzen und so mit einem Knall verdampfen. Wassereinschlüsse verdampfen – im Gegensatz zum Lösungsmittel – nicht beim Erhitzen im Wasserbad, aufgrund der relativ niedrigen Siedetemperaturen der verwendeten Lösungsmittel (–42 °C bis 80 °C).

Bei der Extraktion mit Alkohol und insbesondere bei der mit Propan oder Butan entsteht aufgrund der niedrigen Temperaturen an der Außenseite der verwendeten Behälter relativ viel Kondenswasser. Bei der Extraktion mit Butangas entsteht zudem an der Tülle der Feuerzeuggas-Kartusche beim Einfüllen des Gases Kondenswasser. Bei Verwendung von Geräten für den Hobbybereich können winzige Tröpfchen dieses Kondenswassers ins Extrakt gelangen.

Selbst gut getrocknete Pflanzenreste enthalten zwischen 7 und 20 Prozent Restwasser, das auch in geschlossenen Systemen teilweise ins Extrakt gelangen kann.

Auch Butan ist trotz seiner bipolaren Eigenschaften (Kapitel 8) in sehr geringem Maße wasserlöslich. Ebenfalls kann der hohe Gasdruck vorhandene Wassermoleküle mechanisch vom Pflanzenmaterial lösen und so ins Konzentrat befördern.

Damit das Wasser während der Extraktion mit Butan, Propan oder auch Dimethylether nicht ins Extrakt gelangt, werden die Pflanzenreste vorab tiefgefroren. Durch das Tiefgefrieren verbleibt ein Großteil der winzigen Eiskristalle im Pflanzenmaterial – aber eben nicht alles. Wasserrückstände, die aus den beschriebenen Gründen im Extrakt landen, sorgen dann bei plötzlicher Hitzezufuhr für das ungeliebte Knistern, das viele für Lösungsmittelrückstände in Cannabis-Extrakten halten.

Die Extraktion mit Alkohol ist die einfachste und ungefährlichste Art, Cannabis mithilfe von Lösungsmitteln zu extrahieren. Aufgrund der polaren Eigenschaften von Alkohol werden jedoch viele unerwünschte Stoffe gelöst, die den anschließenden Reinigungsprozess erschweren.

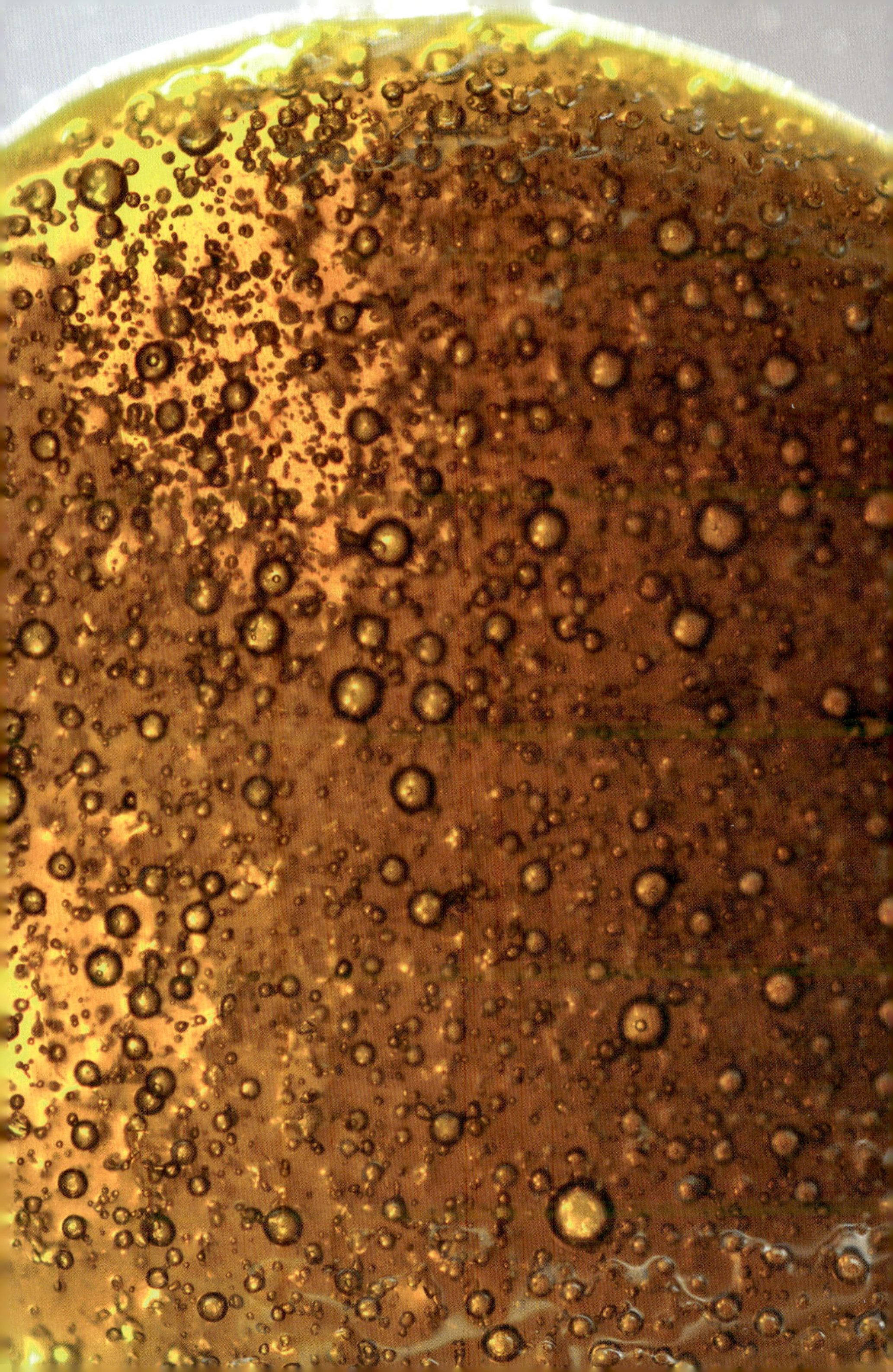

KAPITEL 7

Cannabis mit CO_2 extrahieren

Dieses Verfahren wird schon seit Jahrzehnten zum Entkoffeinieren von Kaffeebohnen angewendet und gilt, im Gegensatz zu Butan- oder Propan-Extraktionsverfahren, trotz des extrem hohen Drucks als ungefährlich und ungiftig. Aufgrund des hohen Drucks funktioniert das Verfahren nur mit hochprofessioneller Ausrüstung, die für den Hausgebrauch kaum erschwinglich ist.

CO_2 ist bei Raumtemperatur ein Gas und würde bei Zimmertemperatur und normalem Luftdruck nicht als Lösungsmittel taugen. Ansonsten könnte man ja mit einem handelsüblichen Sodastreamer hochwertige CO_2-Extrakte herstellen. Um die wirksamen Bestandteile aus dem Pflanzenmaterial zu lösen, muss das CO_2 in einen sogenannten überkritischen Zustand versetzt werden.

Den **überkritischen Zustand** eines Gases bezeichnet man neben den drei klassischen Aggregatzuständen fest, flüssig und gasförmig auch als den **vierten Aggregatzustand.**
CO_2 wird überkritisch, wenn es eine Temperatur von über 30,98 °C erreicht und der Druck gleichzeitig über 73, 75 bar steigt. In dieser Form weist CO_2 sowohl die Eigenschaften eines Gases als auch einer Flüssigkeit auf.
Um diesen vierten, überkritischen Aggregatzustand zu erreichen, ist die Verwendung von speziellen Sicherheits-Druckkammern notwendig. Liegt CO_2 erst einmal in dieser Form vor, können die Lösungsmitteleigenschaften durch Druckveränderung in der Kammer gesteuert und optimal an die zu extrahierende Substanz angepasst werden.

Das Extraktionsverfahren an sich unterscheidet sich kaum von der Extraktion mit Butan oder Propan (**Kapitel 8** und **9**): Das in den überkritischen Zustand versetzte CO_2 wird aus dem Druckbehälter mit einem bestimmten Druck durch eine Druckkammer mit dem Pflanzenmaterial geleitet. Das CO_2 löst nur die wirksamen Bestandteile und verdampft, sobald das Wirkstoff-Gas-Gemisch die letzte Druckkammer verlassen hat. Im Auffangbehälter verbleibt nur das Extrakt.

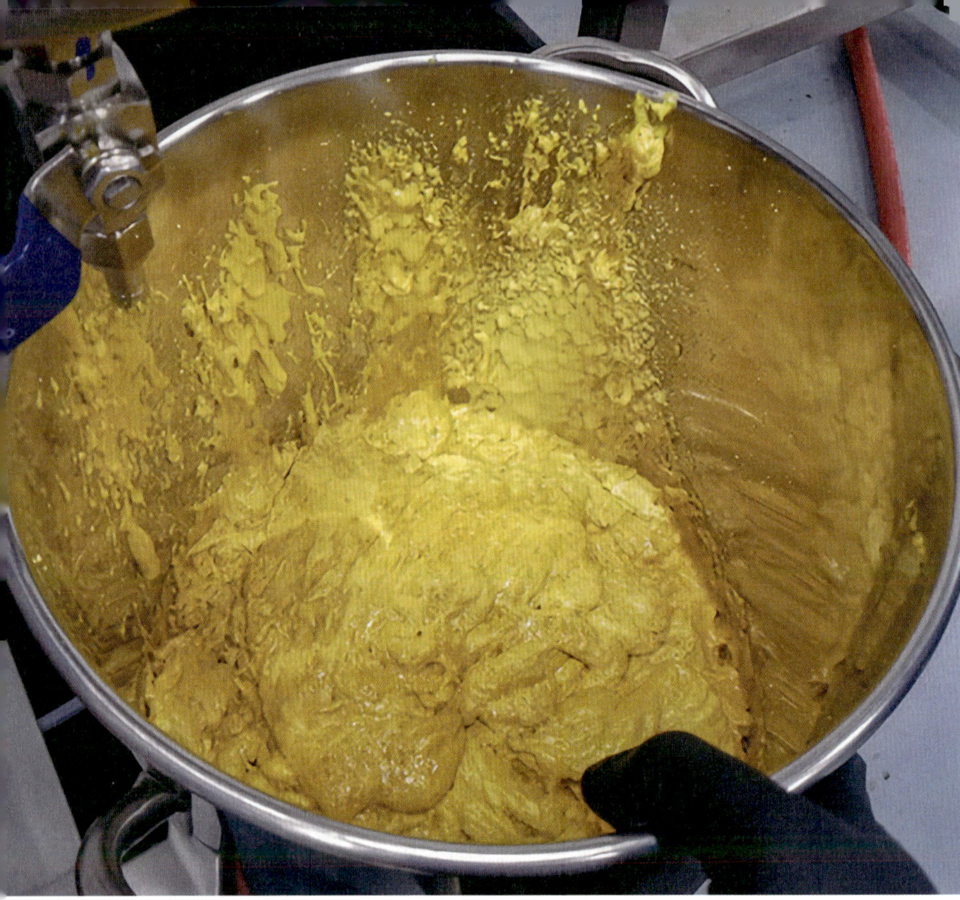

Professionelle CO_2-Extraktion

Überkritisches CO_2 verfügt über ein hohes Lösungsvermögen, zersetzt jedoch alle Oberflächen mit Ausnahme von Metall und Glas. Deshalb darf die Ausrüstung ausschließlich Materialien aus dem Laborbereich umfassen. Silikon, Plastik & Co. sind hier absolut tabu.

Die CO_2-Extraktion hat zwei Vorteile gegenüber der Extraktion mit anderen Gasen:

- CO_2 ist nicht brennbar.
- Der hohe Dampfdruck sorgt dafür, dass es sich bei Raumtemperatur sofort verflüchtigt. So entfällt das oft aufwendige, nachträgliche Abscheiden des Lösungsmittels.

Allerdings gibt es auch Kritiker der CO_2-Extraktion. Die Anschaffungskosten für eine Extraktionsanlage sind exorbitant und für den Hobbybereich ebensowenig sinnvoll wie die Anschaffung eines Formel-1-Wagens für einen Liebhaber von schnellen Autos. Diese Technik wird den meisten Cannasseuren, die für den eigenen Bedarf extrahieren, auch auf lange Sicht vermutlich nie zur Verfügung stehen.

Zudem wird bei der CO_2-Extraktion in Druckbereichen gearbeitet, bei denen Unfälle ebenso schlimme Folgen haben können wie Unfälle mit anderen Lösungsmitteln zur Extraktion. Im Bereich der professionellen Extraktion kommen Unfälle, unabhängig vom verwendeten Lösungsmittel, aufgrund der strengen Sicherheitsbestimmungen allerdings äußerst selten vor.

Erfahrene Extraktoren behaupten außerdem, dass bei der Extraktion mit CO_2 aufgrund des hohen Drucks viele Terpene verloren gingen. Das kann ich aus eigener Erfahrung bestätigen; doch bislang gibt es noch keine wissenschaftlichen Studien zur Cannabis-Extraktion, die diesen Eindruck untermauern. Hier ist in Zukunft die Forschung gefragt. Die Vermutung ist allerdings naheliegend, denn entkoffeinierter Kaffee, an dem das Verfahren bereits seit langem angewendet wird, schmeckt ebenfalls viel flacher als die gleiche Bohne vor dem Entkoffeinieren.

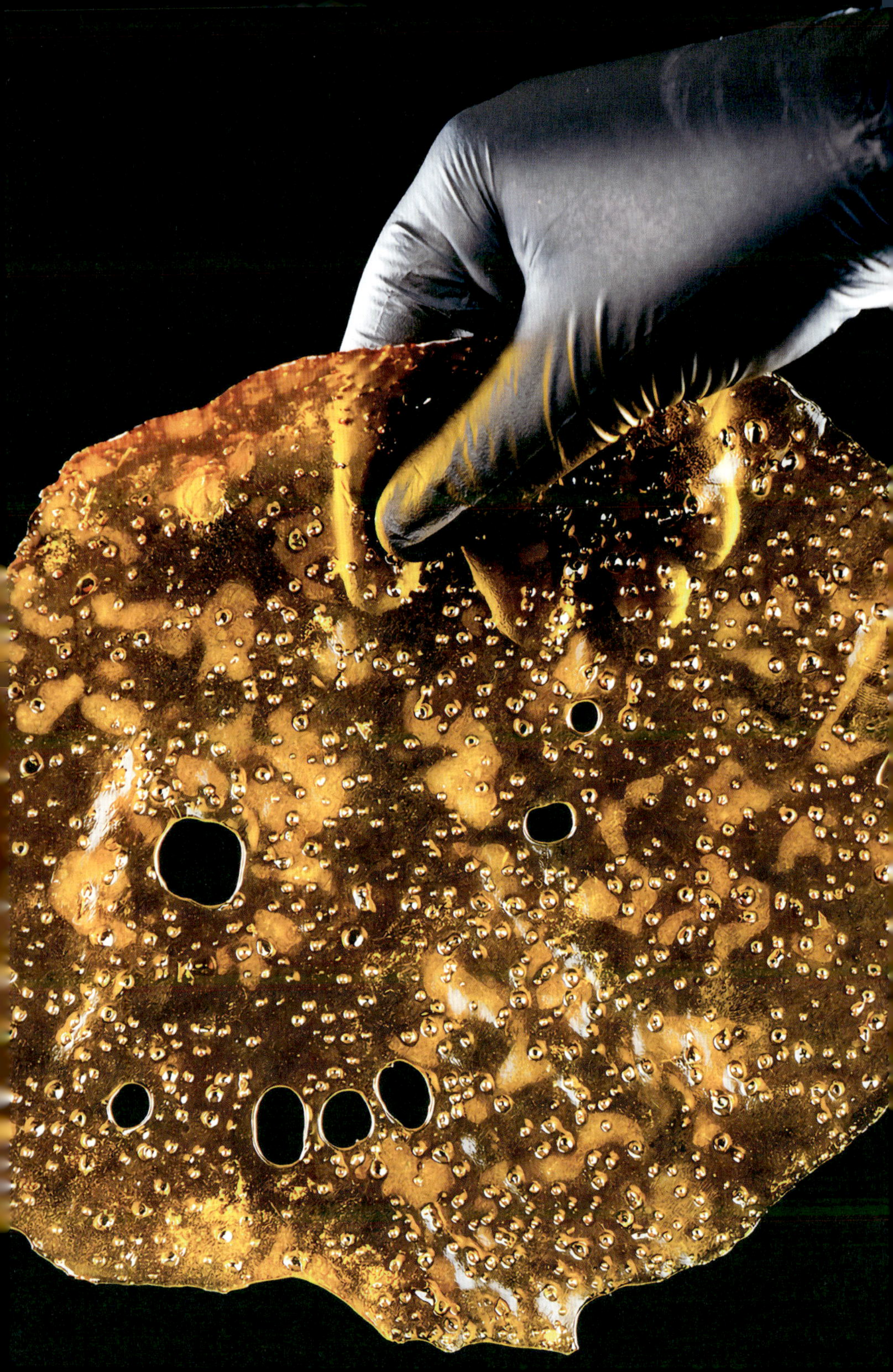

KAPITEL 8
Königsdisziplin BHO-Extraktion

Der Name **BHO** beschreibt das zurzeit wohl beliebteste Verfahren zur Extraktion von Cannabis. Dabei steht **B** für das verwendete Lösungsmittel **Butan, H** für den oft honigfarbenen Teint des Endprodukts und das **O** für das englische »Oil«, also: **Butane Honey Oil** (auch Butane Hash Oil).

Butan (Summenformel: C_4H_{10}) ist ein bipolares Lösungsmittel. Es löst fast nur Öle und Harze aus der Pflanzenmasse, während das Chlorophyll in Blättern und Stielen bleibt.

> Je nach Art des verwendeten Butans liegt dessen Siedepunkt zwischen −11,7 °C und −0,5 °C. Der niedrige Siedepunkt lässt das flüssige Gas also schon bei Zimmertemperatur verdampfen. Diese Eigenschaft ist die Grundlage für ein relativ einfaches, vollständiges Abscheiden des Lösungsmittels und somit für ein hochreines Extrakt.

Die Eigenschaften des Lösungsmittels, sein niedriger Preis, die einfache Verfügbarkeit, der relativ einfache Abscheideprozess und die Reinheit des Extraktes haben die BHO-Extraktion trotz hoher Explosionsgefahr zur beliebtesten Technik im Profi- und Hobby-Bereich gemacht.

Butan ist nicht gleich Butan

Butan kommt in zwei unterschiedlichen Formen in den Handel. Es gibt zwei Isomere von Butan, Isobutan und N-Butan. Beide haben die gleiche Summenformel C_4H_{10} und sehr ähnliche Merkmale, unterscheiden sich aber in der Reihenfolge der Atome und in deren Bindungen untereinander.

Isobutan riecht leicht süßlich und hat einen niedrigeren Siedepunkt als N-Butan. Das schnellere Abscheiden führt in der Regel zu einer helleren Farbe des Extraktes als bei der Extraktion mit N-Butan.

N-Butan ist fast geruchlos und hat einen etwas höheren Siedepunkt als Isobutan. Deshalb dauert die Lösungsmittelrückgewinnung etwas länger als mit Isobutan. N-Butan-Extrakte sind in der Regel ein wenig dunkler als Isobutan-Extrakte. Im Prinzip eignen sich beide Isomere gut zur Extraktion. Allerdings werden im Hobbybereich fast ausschließlich Kartuschen aus dem Einzelhandel verwendet, die eine Mischung aus beiden Gasen enthalten.

Einige Produkte, zum Beispiel Camping-Kartuschen, enthalten neben Isobutan oft noch **Propan,** dafür aber kein N-Butan. Auch bei Propan handelt es sich um ein hervorragendes Lösungsmittel (**Kapitel 9**), vorausgesetzt, es ist nicht odiert.

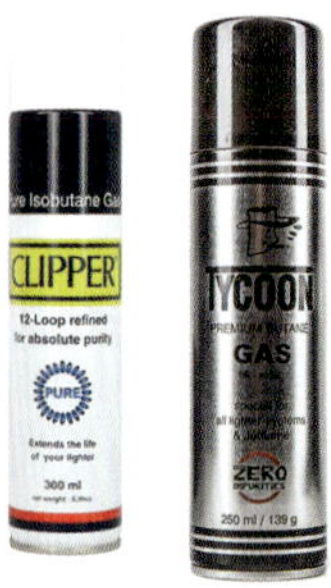

Empfehlenswerte Butangas-Kartuschen

Viele Gase, die in Kartuschenform an den Endverbraucher gelangen, sind mit Geruchsstoffen versetzt, die Menschen beim unbeabsichtigten Austreten warnen sollen. Oft handelt es sich bei den Substanzen, mit denen Gase odiert werden, um organische Schwefelverbindungen. Ich habe in günstigen Butan-Feuerzeugkartuschen aus Fernost auch schon billige Parfumstoffe erschnüffelt. Mit odierten, nach faulen Eiern riechenden Gasen kann man auf keinen Fall ein gutes Endprodukt herstellen.

Wirklich reines N- oder Isobutan gibt es nur für zertifizierte Betriebe im Chemiegroßhandel. War es im Hobbybereich vor ein paar Jahren noch schwer bis unmöglich, nicht odiertes, reines Butan zu bekommen, bieten einige Hersteller des einschlägigen Fachhandels mittlerweile auch spezielle Butanprodukte zu Extraktionszwecken an. Hier handelt es sich meist um eine nicht odierte Mischung aus N-Butan und Isobutan.

Der Butantest

Natürlich wäre eine labortechnische Analyse optimal, um auch die Reinheit des Lösungsmittels zu gewährleisten. Ist das nicht möglich, hilft ein einfacher Test, um Verunreinigungen ans Tageslicht zu bringen. Man sprüht Butan auf einen liegenden Spiegel und wartet ein paar Minuten. Sobald es völlig verdunstet ist, bleibt ein weißer Film auf dem Spiegel. Der sollte neutral riechen. Wenn er stinkt oder nach Parfum duftet, wurde das Butan odiert oder mit anderen Fremdstoffen versetzt und ist somit von schlechter Qualität. Schlechtes Butan kann jedoch mithilfe eines Closed Loops gereinigt werden.

Die Butan-Extraktion

Ich empfehle zur Butan-Extraktion unbedingt die Verwendung eines sogenannten **Closed-Loops,** also eines geschlossenen Systems. Diese Art von Systemen ist schon lange in Laboren im Einsatz, die ätherische Öle für Parfüm, Kosmetikprodukte und Lebensmittelzusätze herstellen. Die kleinsten mit einem Fassungsvermögen von ungefähr 50 Gramm Pflanzenmaterial und 500 ml Butan gibt es mittlerweile für unter 1000 Euro.

Eine BHO-Herstellung ohne geschlossenes System ist im wahrsten Wortsinn brandgefährlich und hochexplosiv. Wer nicht bereit ist, ein Minimum an Equipment in die eigene Sicherheit zu investieren, sollte sich besser anderen Extraktionstechniken widmen. Auch wenn es sich um einen geschlossenen Kreislauf handelt, muss der Extraktionsvorgang in einem absaugbaren Raum (siehe **Kapitel 5**) oder im Freien durchgeführt werden, um eine zu hohe Gaskonzentration und die damit verbundene Brand- sowie Explosionsgefahr zu minimieren.

Ein geschlossenes Extraktionssystem besteht aus drei Edelstahl-Druckbehältern (in der Fachsprache Kolonnen oder Säulen genannt):

- Druckbehälter 1 enthält flüssiges Butan
- Druckbehälter 2 enthält die vorab in Extraktionsröhrchen tiefgekühlte Pflanzenmasse
- Druckbehälter 3 ist leer

sowie 1 Vakuumpumpe und 1 Rückgewinnungspumpe

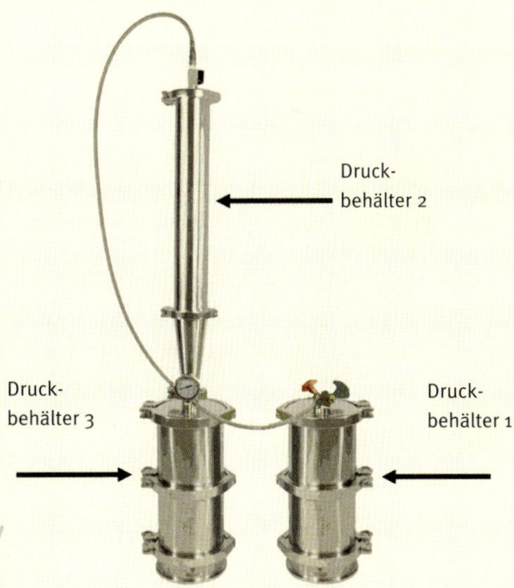

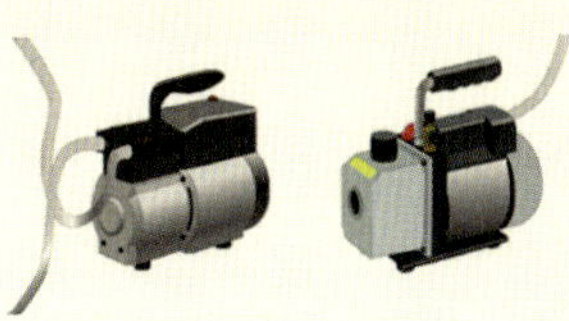

Passiv oder aktiv?

Bei kleineren Systemen im Hobbybereich funktionieren die Extraktion und das Abscheiden des Gases meist allein durch Gasdruck und den Temperaturunterschied zwischen den Behältern. Sie heißen deshalb auch **passive Systeme.** Bei größeren Systemen funktioniert der Vorgang nicht passiv, da der Druck, der durch die Temperaturunterschiede entsteht, nicht ausreicht. Sie brauchen eine Pumpe zum Druckaufbau im System und heißen demnach **aktive Systeme.**

Erst vorwärts ...

Zur Vorbereitung sollte das Pflanzenmaterial 12 bis 24 Stunden lang tiefgekühlt werden.

Anschließend wird die Luft mithilfe der Vakuumpumpe aus Druckbehälter 1 gesaugt. Dann wird der Behälter mit Gas gefüllt. Jetzt werden alle drei Behältnisse, wie in der Aufbauanleitung beschrieben, mit Schläuchen und Ventilen miteinander verbunden.

Sobald das Hauptventil von Behälter 1 geöffnet wird, fließt das flüssige Gas aus Behälter 1 in Behälter 2. Dort löst es die Inhaltsstoffe aus dem gefrorenem Pflanzenmaterial und fließt weiter in Behälter 3. Der enthält jetzt ein Butan-Wirkstoff-Gemisch. Danach wird Behälter 3 direkt mit Behälter 1 verbunden, damit das Gas zurück in Behälter 1 verdampfen kann.

Das kann allerdings eine Weile dauern. Bei der Extraktion mit passiven Systemen ohne Rückgewinnungspumpe werden die Druckbehälter 2 (Pflanzenmaterial) und 3 (Auffangbehälter) deshalb in einen Eimer mit Eiswasser gestellt. Durch den so entstehenden Temperaturunterschied steigt der Druck im System und beschleunigt die Extraktion.

Der Vorgang kann zusätzlich beschleunigt werden, indem man Druckbehälter 1 (Butan) jetzt in etwa 40 °C warmes Wasser stellt. Bei Systemen mit Rückgewinnungspumpe ist das nicht notwendig, beschleunigt aber den Vorgang ebenfalls.

... dann rückwärts

Jetzt müssen Gas und Wirkstoffe wieder getrennt werden.

Wird das Ventil von Druckbehälter 3 nun geöffnet, kann das Gas wieder zurück in Behälter 1 strömen, während die wertvollen Inhaltsstoffe in Behälter 3 verbleiben. Bei passiven Systemen kann man die Extraktion und Rückgewinnung des Gases auch beschleunigen, indem der jetzt leere Druckbehälter 1 in Eiswasser und die beiden anderen in etwa 40 Grad warmes Wasser gestellt werden.

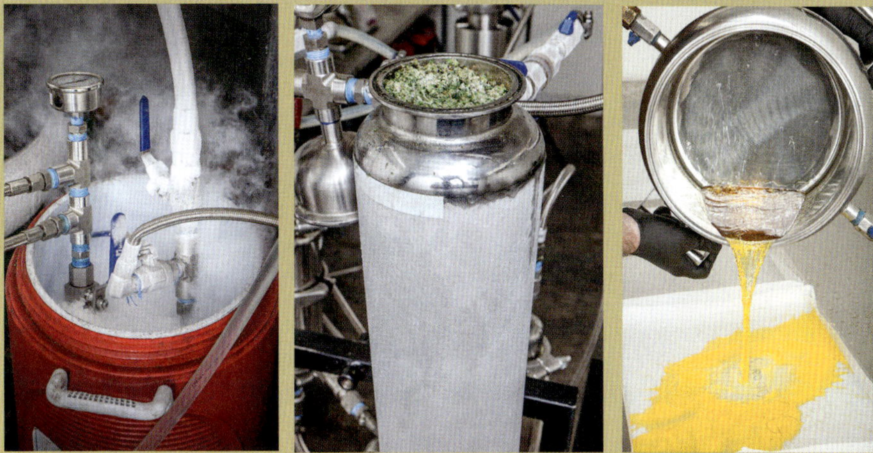

Hier wird die Extraktionsanlage sogar in Trockeneis gelagert, um den Temperaturunterschied zu maximieren und den Vorgang so zu beschleunigen.

Keinen Rückstand zulassen

Nach erfolgreicher Rückgewinnung des Gases ist das Extrakt im Prinzip fertig.

> Jetzt wird Druckbehälter 3 geöffnet, und das verbleibende Butan-Öl-Gemisch muss noch ein wenig vor sich hinblubbern.

Sobald sich keine Blasen mehr bilden, ist es Zeit zur Vakuum-Reinigung, zum **Purgen.** Dabei werden noch nicht vollständig verdampfte Gaseinschlüsse durch Unterdruck entfernt. Das funktioniert bei BHO-Extrakten genau gleich wie bei Alkohol-Extrakten (**Kap. 6**). Allerdings reicht hier – aufgrund des niedrigen Siedepunkts des Lösungsmittels – eine Temperatur von 35 °C oder weniger.

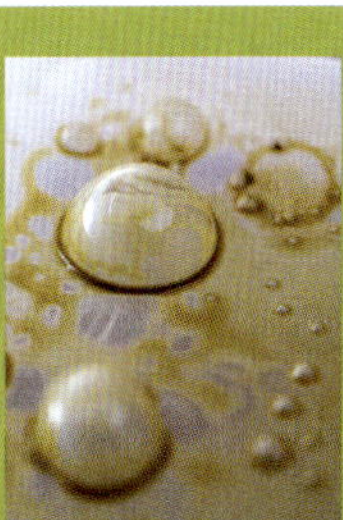

BHO im Vakuum

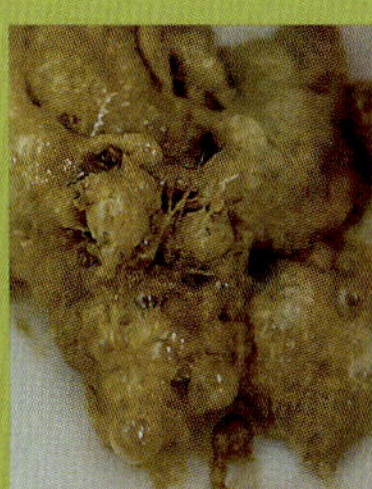

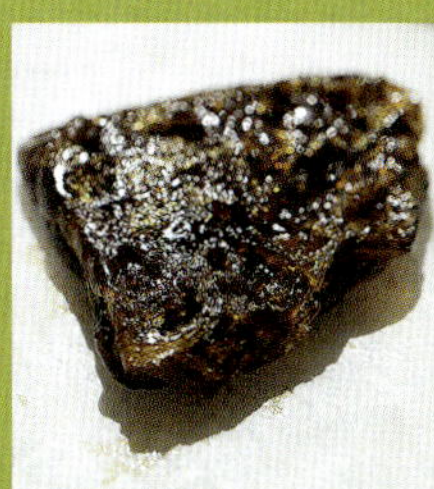

BHO vor dem Reinigen

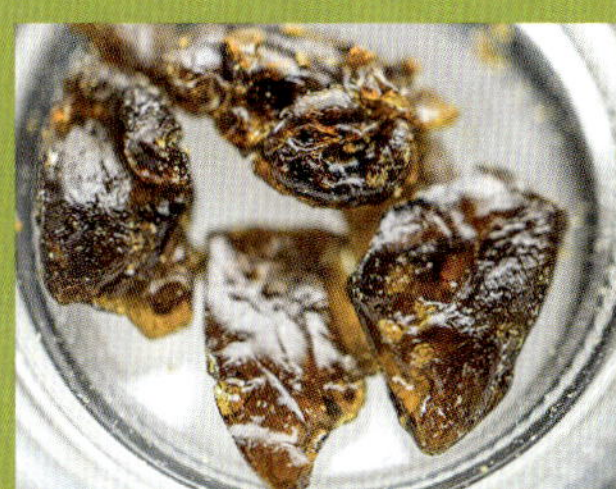

Vakuumgereinigtes BHO

Wenn das Butan – wie die meisten im Hobbybereich angebotenen Gase – keine Laborqualität hat, kann man es mithilfe des Closed Loops vor der Extraktion reinigen. Dazu wird ein Durchgang ohne Pflanzenmaterial gemacht. Dadurch sammeln sich statt dem Extrakt die zugesetzten Fremdstoffe des Feuerzeuggases im Druckbehälter 3. Diese Fremdstoffe heißen im Fachjargon **Mystery Oil.** Sie werden einfach mit einem in Alkohol getränkten Tuch entfernt. Das zuvor unreine Lösungsmittel ist jetzt rein und zur Extraktion geeignet.

Zur BHO-Produktion ohne geschlossenes System

Eigentlich wollte ich in diesem Buch nicht beschreiben, wie man BHO ohne ein geschlossenes System extrahiert. **Denn trotz massiver Sicherheitsvorkehrungen bleibt das Hantieren mit flüssigen Gasen in offenen Gefäßen ein Tanz auf dem Vulkan.**

Doch nach intensiven Gesprächen mit meinem Verlag sowie mit Freunden und Bekannten entschloss ich mich dazu, Details zur BHO-Produktion ohne geschlossenes System niederzuschreiben. »Selbst wenn du das weglässt, werden es viele machen. Das gehört einfach in so ein Buch. Besser, du erklärst, wie man es so sicher wie nur möglich macht«, lautete der Tenor dieser Gespräche.

An dieser Stelle muss ich erneut ausdrücklich vor der Butan-Extraktion mit offenen Gefäßen warnen, die in der Fachsprache »Open Blast« genannt wird.

Doch als die ersten Cannasseure die BHO-Technik neu für sich entdeckten, war der Einsatz von Closed Loops noch ferne Zukunftsmusik. Damals benutzte man zur BHO-Herstellung:

- 1 Flasche möglichst nicht odiertes Feuerzeuggas mit möglichst hohem Butananteil
- 1 Edelstahlextraktor mit Dreifuß und verschließbarem Ablassventil
- 1 Arbeitshandschuh als Kälteschutz
- 1 flache Glasschüssel zum Auffangen des Extraktes
- 1 Bogen Pergamentpapier oder 1 Silkonpad zur späteren Weiterverarbeitung/Veredelung

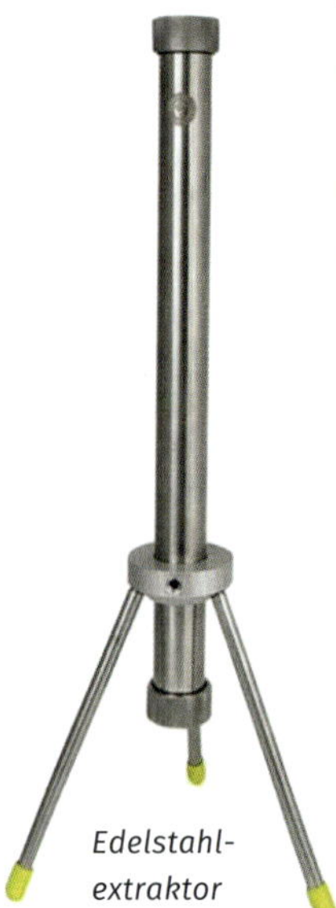

Edelstahl-extraktor mit Dreifuß

Um die Explosionsgefahr zu minimieren, werden alle Arbeitsschritte an der frischen Luft vorgenommen.

Geschlossene Räume, offenes Feuer, Pfeifen, Zigaretten oder Joints sind absolut tabu!

Zudem gibt es heute bereits **Open-Blast-Extraktionsrohre** mit verschließbaren Ablassventilen, die ein kontrolliertes Ablassen des Gemischs ermöglichen und so eine der Hauptgefahrenquellen ausschalten.

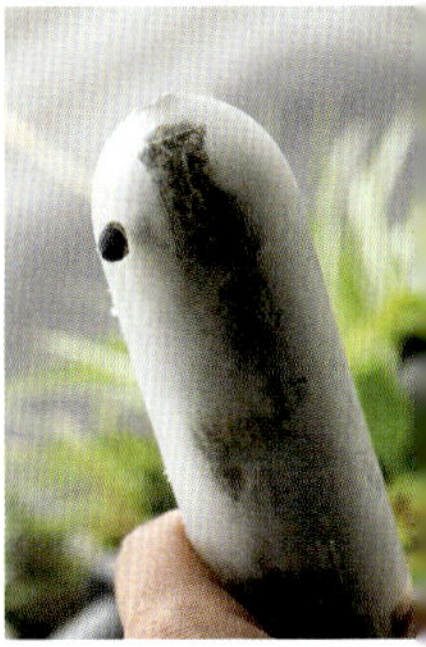

Open-Blast-Extraktionsrohr

Voll konzentriert

Zur Vorbereitung sollten Feuerzeuggas, Pflanzenmaterial und der Dreifuß 12 bis 24 Stunden lang tiefgekühlt werden. Dann wird das Pflanzenmaterial in das Extraktionsrohr gefüllt.

Das Rohr wird mithilfe des Dreifußes stabil auf einer ebenen Oberfläche platziert. Dann presst man die Flasche mit dem Lösungsmittel an das Ventil an der Oberseite des Rohrs.

Als Richtlinie gilt hier: Pro Gramm Pflanzenmaterial werden 10 Milliliter Flüssiggas benötigt. Das ist allerdings nur ein sehr grober Richtwert, da die benötigte Gasmenge vor allem von der Potenz des verwendeten Materials abhängt. Sehr potentes Material kann durchaus doppelt so viel Lösungsmittel vertragen wie Pflanzenreste mit hohem Chlorophyllanteil.

Jetzt strömt das flüssige Gas durch die Pflanzenmasse und löst die Wirkstoffe aus ihr heraus. Das Butan-Wirkstoff-Gemisch fließt dann durch die untere Öffnung in die bereitgestellte Schale.

Bei der Verwendung von verschließbaren Ablassventilen wird das Gemisch nach dem Leeren der Butangasdose langsam in die Schale abgelassen. Dort blubbert die potente Mischung vor sich hin, bis das Butan verdampft ist.

Zuerst werden sich große Blasen bilden, die von selbst verdunsten. Danach muss das Extrakt ein wenig umgerührt werden, so dass sich kleinere Bläschen bilden. Bilden sich beim Rühren gar keine Bläschen mehr, ist das Extrakt fast fertig.

Bitte säubern!

Anders als im geschlossenen Loop können durch ein ganz leichtes Tröpfeln des extrem kalten Metallrohrs Kondenswassereinschlüsse im Extrakt entstehen. Zudem lassen sich Gaseinschlüsse schlechter vermeiden, da die Extraktion nicht wie im Closed Loop unter stabilen Temperaturbedingungen und Hochdruck stattgefunden hat. Außerdem ist das Extrakt bis zu diesem Zeitpunkt nicht gepurged worden.

Wer keine Vakuumkammer hat, kann das Extrakt auch zwei bis drei Wochen an einem warmen Ort ausdunsten lassen und es ein- bis zweimal am Tag umrühren. Geduld ist hierbei das A und O, denn Lösungsmittelreste im Extrakt verderben den Geschmack des mühsam gewonnenen Konzentrats und sind zudem giftig.

Besser ist es natürlich, das Konzentrat wie zuvor beschrieben im Vakuum zu reinigen. Bei Butan-Extrakten reicht während der Vakuum-Reinigung bereits eine terpenschonende Temperatur von 25–35 °C.

Um aus BHO mehr als nur Öl zu machen, bedarf es noch einiger Kniffe. Wie man BHO und auch andere Extrakte mit einigen Tricks und Hilfsmitteln in einem Vakuumofen weiter zu Wax, Budder, Shatter & Co. veredelt, besprechen wir in **Kapitel 12.**

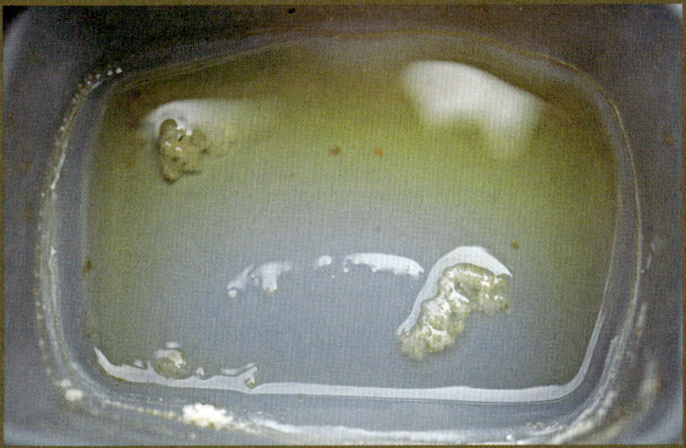

Open-Blast-Extraktion: Das Butan-Wirkstoff-Gemisch in der bereitgestellten Schale. Größere Blasen verdampfen von selbst.

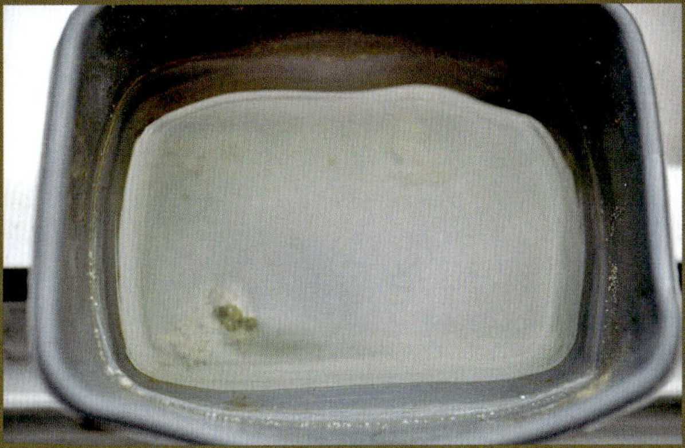

Das Extrakt muss ein wenig umgerührt werden, so dass sich kleinere Bläschen bilden.

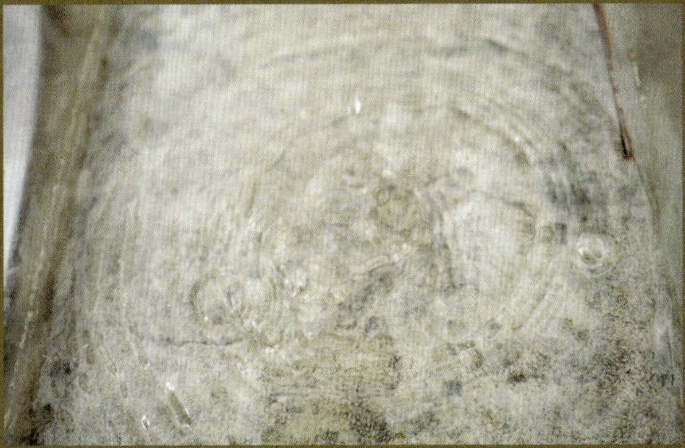

Bilden sich beim Rühren gar keine Bläschen mehr, ist das Extrakt fast fertig.

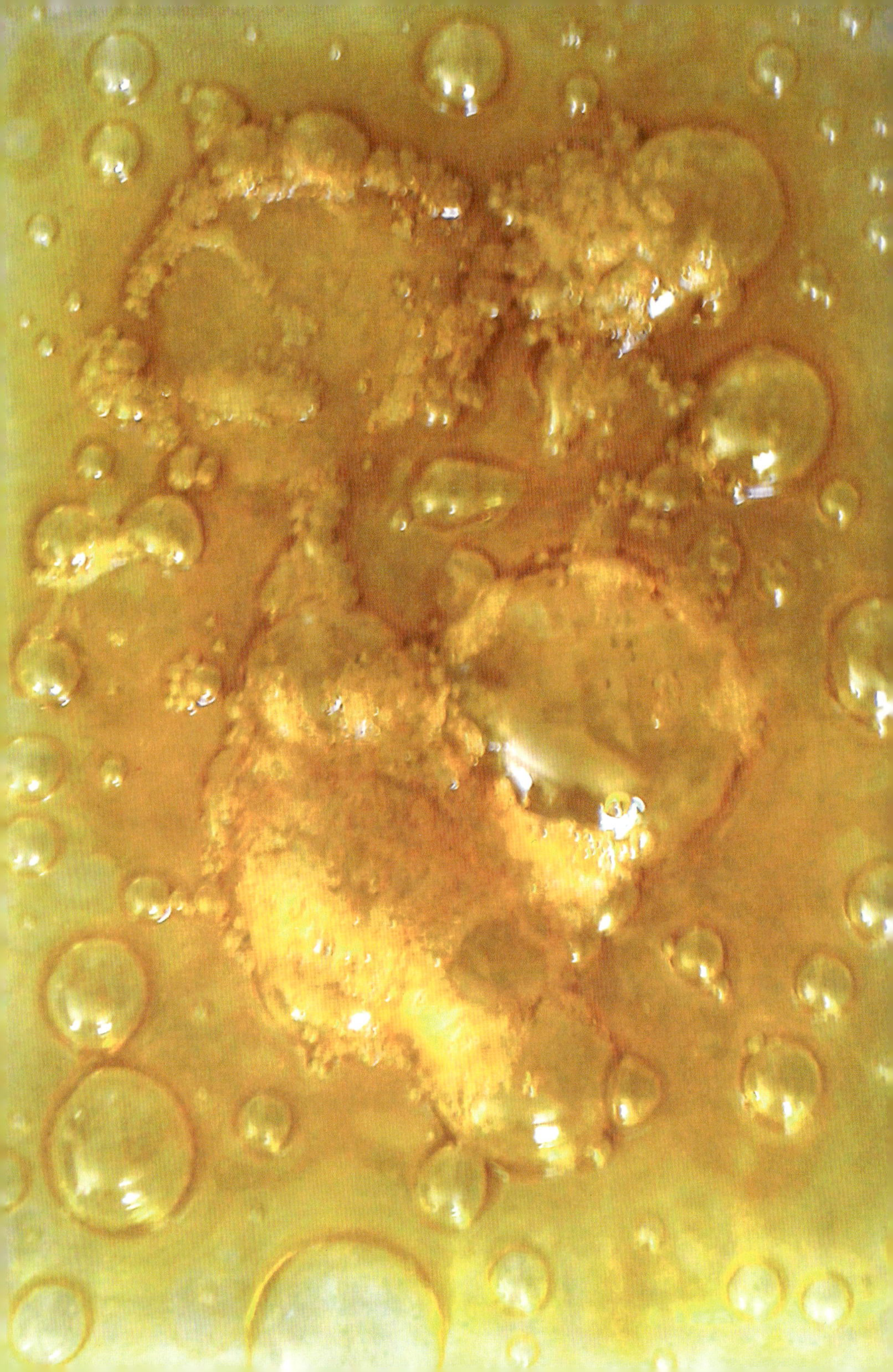

KAPITEL 9

Cannabis-Konzentrate mit Propan extrahieren

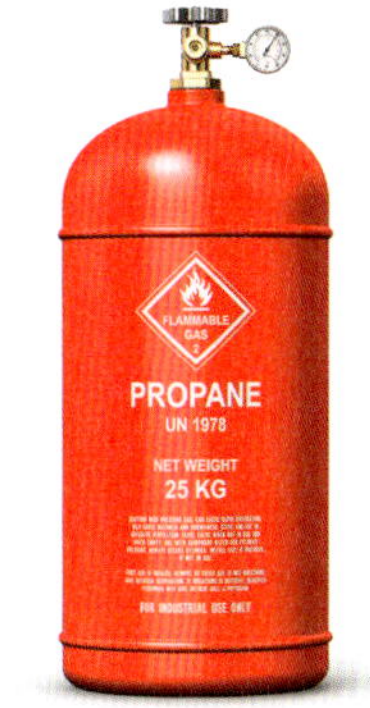

Propan

Prinzipiell eignet sich Propan (Summenformel: C_3H_8) ähnlich gut zur Extraktion von Hanf wie Butan. Propan hat mit –42,8 °C einen niedrigeren Siedepunkt als Butan. Dadurch wird ein höherer Druck beim Abdampfen erzeugt, der die Lösungsmittelrückgewinnung beschleunigt. Mit Propan hergestellte Extrakte haben deshalb eine hellere Farbe als BHO-Extrakte und müssten eigentlich PHO heißen. Einige Fachleute aus Übersee meinen, der niedrige Siedepunkt und die damit verbundene Beschleunigung des ganzes Vorgangs führe möglicherweise zu einer besseren Konservierung von Terpenen.

Doch die Extraktion mit Propan ist im Hobby-Bereich in Verruf geraten, da es in Europa und den USA aufgrund der gesetzlichen Bestimmungen nur sehr schwer möglich ist, nicht odiertes, reines Propan zu bekommen. In Deutschland bieten einige Erdgasproduzenten mittlerweile die Lieferung von nicht odiertem Propangas in Flaschen für spezifische kommerzielle Anwendungen auf Nachfrage an.

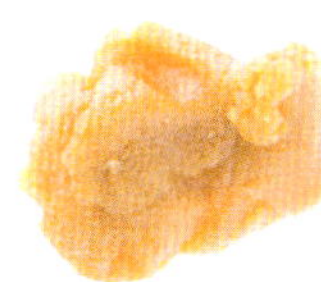

Mit Propan hergestelltes Extrakt

Die Extraktion

Hat man reines Propan zur Verfügung, funktioniert die Extraktion genau wie die mit Butan – nur etwas schneller. Auch die verwendeten Apparaturen, Sicherheitsvorkehrungen, Weiterverarbeitung sowie Veredelung unterscheiden sich nicht von der BHO-Technik, die im Kapitel zuvor ausführlich beschrieben wurde.

Propan ist aufgrund der Odierungspflicht im Einzelhandel als Extraktionsmittel zu Unrecht in Verruf geraten. Es steht Butan in nichts nach; einige Fachleute schreiben Propan-Extrakten den höchsten Terpen-Gehalt aller Extrakte zu.

KAPITEL 10
DHO: Extraktion mit Dimethylether

Dimethylether (DME), der einfachste Ether mit der Summenformel CH_3OCH_3, ist ein polares Lösungsmittel und löst deshalb neben den begehrten Inhaltsstoffen auch Chlorophyll.

Sein niedriger Siedepunkt von –23 °C ist für die Entfernung des Lösungsmittels sehr vorteilhaft, da DME bereits bei Zimmertemperatur verdampft. Im Vergleich zu Butan oder Propan besitzt DME bei der Cannabis-Extraktion sogar ein höheres Lösevermögen. Deshalb braucht man zur Extraktion einer gleich großen Menge Pflanzenmaterial ungefähr ein Drittel weniger DME. Als grober Anhaltspunkt gilt hier: Für 50 Gramm potentes Pflanzenmaterial werden, je nach Wirkstoffgehalt, 300 bis 400 Milliliter DME benötigt.

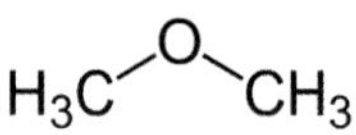

DME

Dimethylether ist reaktionsträger als Butan oder Propan und bildet beim Ausdampfen auch keine giftigen Gase. Trotzdem ist Vorsicht geboten. Da auch DME mit der Luft ein explosives Gemisch bilden kann, sollten die zuvor mehrfach erwähnten Sicherheitsvorkehrungen auch vor der Extraktion mit DME getroffen werden.

Anders als bei Butan muss man sich hier auch über »Mystery Oil« (siehe Seite 74) keine Gedanken machen. Denn bevor es zur Cannabis-Extraktion angeboten wurde, gab es DME nur in großen Mengen zur gewerblichen Verwendung. Die Produkte, die im Einzelhandel angeboten werden, wurden speziell für die Extraktion von Cannabis entwickelt und haben Laborqualität.

Die Extraktion

Im Detail unterscheidet sich die DHO-Herstellung nicht von der Extraktion mit Butan. Sowohl die Extraktion im geschlossenen System als auch die Open-Blast-Methode funktionieren genau wie in **Kapitel 8** beschrieben – mit einem Unterschied: Wie zuvor erwähnt, löst DME auch Chlorophyll aus dem Pflanzenmaterial. Doch der

Chlorophyll-Anteil sinkt auf ein fast nicht mess- und schmeckbares Maß, wenn das Pflanzenmaterial vor der Verarbeitung auf –18 °C tiefgekühlt wird.

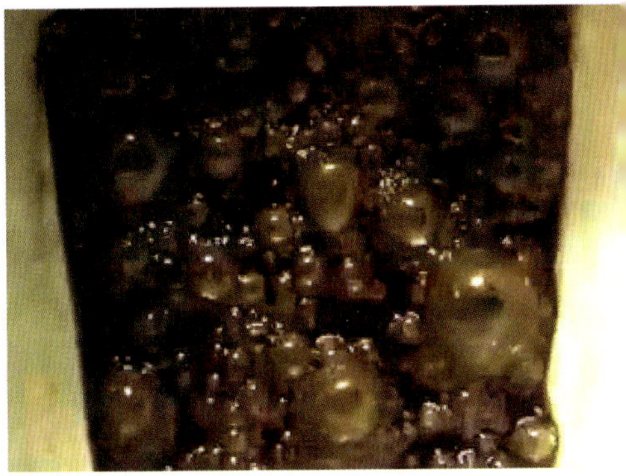

DHO-Produktion

Einige Experten sind der Meinung, dass nach der Extraktion mit DME aufgrund dessen geringer Toxizität Wasserbad und Vakuum-Reinigung (**Kapitel 6**) überflüssig seien. Dem kann ich mich nicht anschließen, denn der Siedepunkt von DME liegt höher als der von Butan und Propan. Dadurch dauert das Abdampfen von DME länger. Wer ein möglichst reines DHO-Extrakt haben möchte, sollte die letzten beiden Schritte zur Reinigung auf keinen Fall auslassen und sein DHO im Wasserbad sowie unter Vakuum purgen.

Streitpunkt Chlorophyll

Als die ersten Berichte über die DME-Extraktion auftauchten, wurde Dimethylether als sichere und bessere Alternative zur BHO-Extraktion gehandelt. Doch selbst bei tiefgekühltem Material sind DHO-Extrakte deutlich dunkler und somit chlorophyllhaltiger als BHO- und PHO-Extrakte. Eine nachträgliche Reinigung mithilfe eines Kaffeefilters wie bei der Extraktion mit Alkohol ist aufgrund des gasförmigen Aggregatzustands von DME bei Raumtemperatur nicht möglich. Die einzige Möglichkeit, mitgelöste Partikel wie Chlorophyll jetzt noch aus dem DHO-Extrakt zu entfernen, wäre eine zweite Extraktion mit Alkohol. Doch das macht die eigentlich einfache Methode wiederum aufwendiger als alle bisher beschriebenen Verfahren.

Dimethylether ist ein sehr effektives Lösungsmittel; es ist sehr sauber sowie weniger gefährlich und gesundheitsgefährdend als Butan oder Propan. Mit DME gewonnenes Extrakt enthält jedoch ohne zusätzliche Extraktion immer eine winzige Restmenge Chlorophyll und andere wasserlösliche Stoffe.

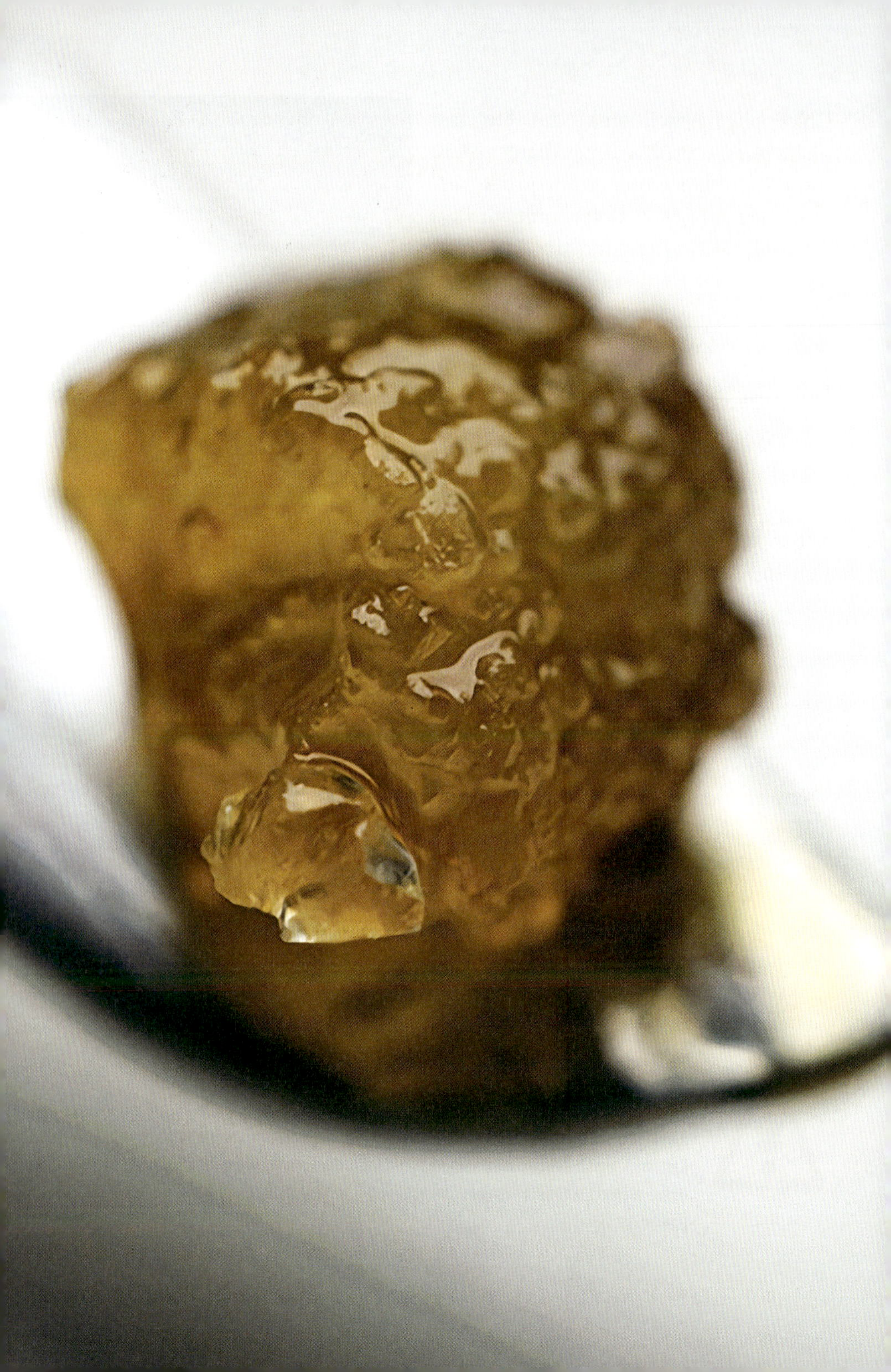

KAPITEL 11

Extraktion am lebenden Objekt: Aromabombe Live Resin

Konzentrate, die mit einem Lösungsmittel – im Allgemeinen Butan – und frischem Pflanzenmaterial hergestellt werden, heißen **Live Resin,** also »lebendiges Harz«. So gewonnene Extrakte werden als lebendig bezeichnet, weil sie frisch verarbeitet werden und daher mehr Terpene als Konzentrate aus getrocknetem Pflanzenmaterial enthalten.

Bei der Extraktion von frischen Cannabis-Pflanzen handelt es sich um eine relativ neue Technik. Als deren Entdecker gilt William »Kind Bill« Fenger aus Colorado. Fenger hatte schon in den 1980er Jahren Cannabis extrahiert und 2010 Colorados erste legale Ernte zur Produktion von medizinischen Cannabis-Konzentraten eingefahren. Etwas später fing Fenger an, mithilfe von Butan Terpene und Cannabinoide aus frischem Pflanzenmaterial zu extrahieren.

Terpen-Analysen, die im Rahmen zahlreicher Cannabis-Cups an Live-Resin-Extrakten durchgeführt werden sowie Vergleiche mit anderen BHO-, PHO- oder DHO-Extrakten aus trockenem Pflanzenmaterial bestätigen regelmäßig den **höheren Terpengehalt von Live Resin.**

Eine kürzlich an der Universität von Mississippi durchgeführte Studie über Extraktionen aus Frischpflanzen zeigte, dass Extraktionen mit frischem Pflanzenmaterial eine größere Menge der leicht flüchtigen **Monoterpene** enthalten. Monoterpene wie Myrcen und Limonen sind unter anderem für den kräftigen und blumigen Geschmack von Cannabis verantwortlich. Extrakte aus getrockneten Pflanzen enthielten 2–4 Prozent weniger Monoterpene als die aus frischen Pflanzen.

Bei der Vorbereitung sollte man daran denken, dass frisches Pflanzenmaterial viel voluminöser ist als getrocknetes. Deshalb muss das Extraktions-System größer gewählt werden als bei derselben Menge Pflanzen-Trockenmasse.

Da die Produktion von Live Resin ohne Trocknungsprozess stattfindet, müssen die Pflanzen möglichst schnell nach der Ernte schockgefroren werden. Das garantiert den Erhalt der einzigartigen Aromen. Kühlwagen auf oder neben Hanffeldern deuten also darauf hin, dass die Ernte vor Ort direkt zu Live Resin weiterverarbeitet wird.

Vor der eigentlichen Extraktion wird die ganze Pflanze zu kleinen Nuggets geschnitten und in die Extraktionsröhrchen gefüllt. Es ist sehr wichtig, die gesamte Pflanze zu verwenden, um eine möglichst große Vielfalt an Terpenen zu erhalten. Die Röhrchen werden dann für 12 bis 24 Stunden in den Gefrierschrank gelegt.

Profis verwenden **kryogene Gefriergeräte** (gr. *kryos* = Frost, Eis; lat. *generare* = zeugen, erschaffen) oder Trockeneis, da die besten Ergebnisse mit schockgefrorenem Pflanzenmaterial bei 30–65 °C erzielt werden. Für den Hausgebrauch reicht ein **Drei-Sterne-Gefrierfach** (***) mit –18 °C, in dem die Röhrchen vor dem Extrahieren 12–24 Stunden lang liegen sollten.

Alles vorab kühlen

Da hier aus extrem kaltem Material extrahiert wird, sollte neben den Pflanzen auch die gesamte Ausrüstung während des Extraktionsprozesses so kalt wie möglich sein. Je kälter die Pflanzenmasse während der Extraktion bleibt, desto besser ist das Ergebnis. Deshalb nutzen professionelle Hersteller die zuvor erwähnten Kühlwagen. Steht ein solcher nicht zur Verfügung, kann man neben dem Pflanzenmaterial auch die Gaskartuschen, Behälter und Werkzeuge, mit denen gearbeitet werden soll, vor dem Extraktionsvorgang auf –18 °C herunterkühlen.

Die Extraktion

Bei der Herstellung von Live Resin unterscheidet sich die eigentliche Extraktion nicht von der in **Kapitel 8** beschriebenen BHO-Extraktion. Zwar ist die Open-Blast-Herstellung ohne Closed-Loop-System theoretisch möglich, aber aufgrund der notwendigen sehr tiefen Minustemperaturen nicht annähernd so effektiv wie in einem gut gekühlten, geschlossenen System. Auch Dimethylether, Propan und Alkohol eignen sich zur Extraktion mit Frischpflanzen.

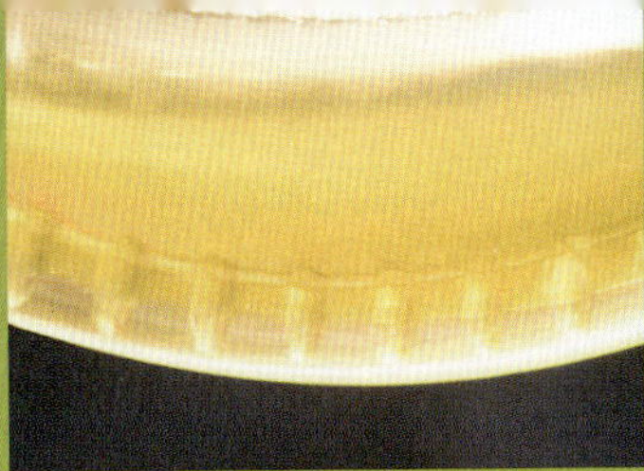

Die Diamanten haben sich am Boden abgesetzt.

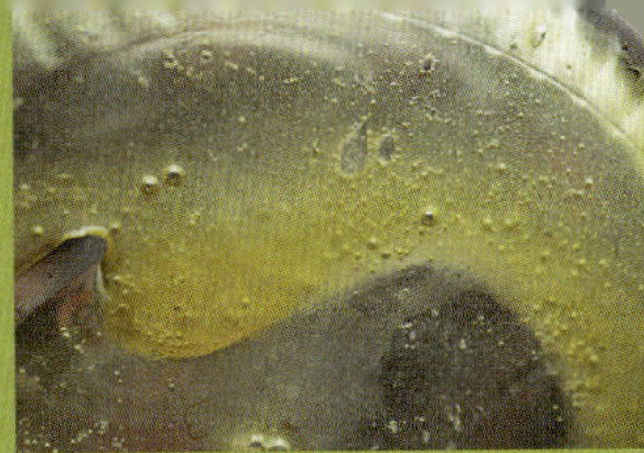

Die Terpen-Sauce wurde vorsichtig abgegossen.

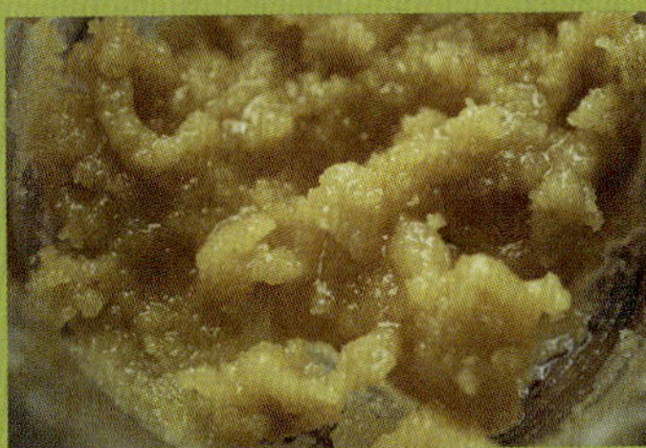

Die Diamanten formen sich durch Trocknen.

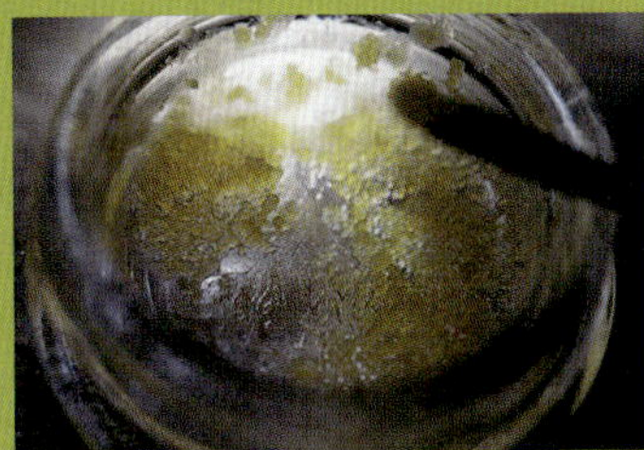

Sauce und Diamanten …

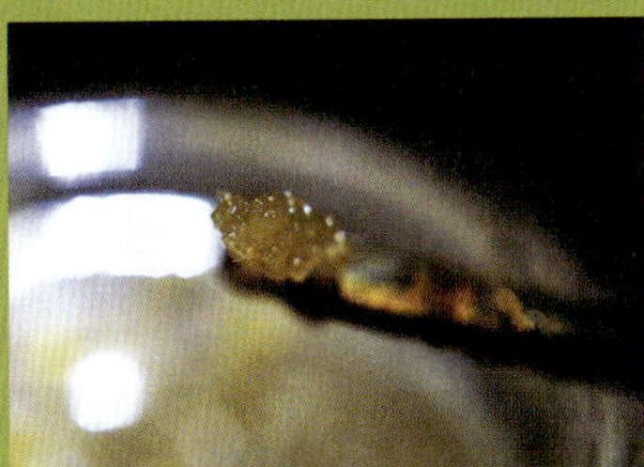

… werden zusammengeführt …

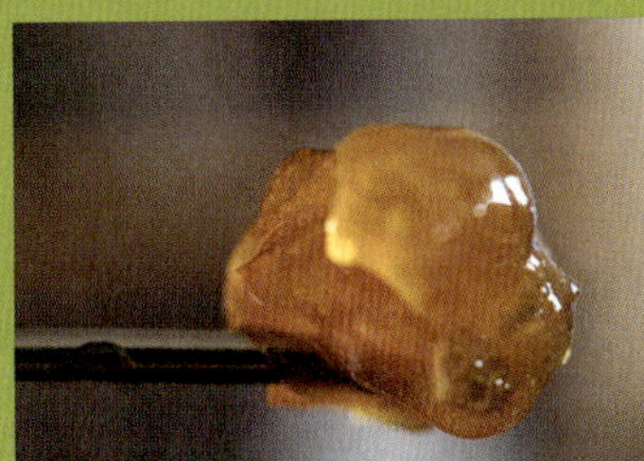

… fertig!

Nach dem Extraktionsvorgang und dem Ausdampfen des Lösungsmittels sollte auch Live Resin, wie in **Kapitel 12** beschrieben, weiter gereinigt und veredelt werden. Eine anschließende Vakuumspülung, langsames Purgen und insbesondere die Herstellung von THC-Diamanten mit Sauce lassen das Potenzial von Live Resin voll zur Geltung kommen. Wer darauf verzichtet und das Extrakt einfach ein paar Wochen ausgasen lässt, besitzt einen wertvollen Rohdiamanten, ohne ihn zu schleifen.

Je tiefer die Umgebungstemperatur während der Live-Resin-Extraktion, desto potenter und aromatischer wird das Endprodukt sein.

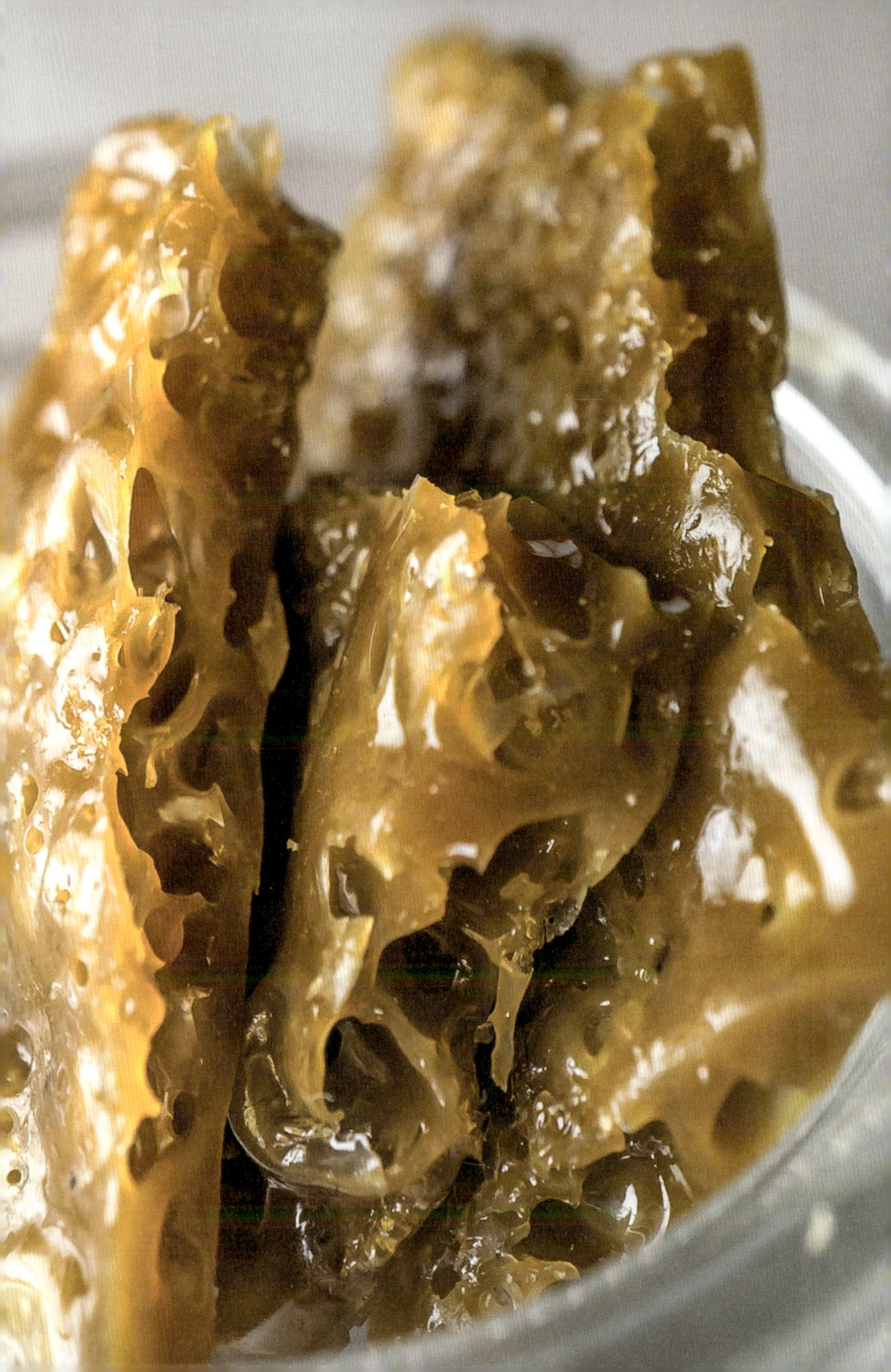

KAPITEL 12
Öl, Wax, Shatter, Budder, Winterizing und Diamanten schürfen: Die Veredelung von Extrakten

Mittlerweile liegt es im Trend, dass man nachträglich einzelne Cannabinoide aus dem Konzentrat isoliert. Allein darüber ließe sich allerdings ein ganzes Buch schreiben, weshalb ich hier fast ausschließlich die Herstellung, Weiterverarbeitung und Veredelung von Vollspektrum-Extrakten beschreibe, die das gesamte Cannabinoid- und Terpenspektrum der Pflanze enthalten.

Bis jetzt habe ich mich vorwiegend mit den verschiedenen Techniken zur möglichst effektiven Extraktion von Terpenen und Cannabinoiden beschäftigt. Das Reinigen im Wasserbad sowie im Vakuum spielte bislang nur eine Nebenrolle; es ist aber sozusagen die Champions League der Extraktion. Denn die besten Extrakte entstehen durch ganz langsame und schonende Weiterverarbeitung, die nicht selten viele kleine Arbeitsschritte sowie viel Geduld erfordern. Die verschiedenen Variationen dieses Prozesses sind dann für die Konsistenz und den Reinheitsgrad des Endprodukts verantwortlich.

Öl, Wax, Shatter, Budder, Moon Rocks & Co.

Konsistenz und Textur hängen von der Zusammensetzung der verschiedenen Cannabinoide, Terpene und Lipide, der Luftfeuchtigkeit, der Außentemperatur, dem verwendeten Lösungsmittel, dessen Temperatur sowie von vielen anderen Parametern ab. Farbe und Konsistenz eines Extrakts lassen nicht unbedingt auf dessen Qualität oder Potenz schließen. Da nicht nur die Sorte, das Lösungsmittel, Temperatur, Druck und Extraktionszeit das Endprodukt beeinflussen können, wird die endgültige Konsistenz im Hobbybereich immer eine kleine Überraschung bleiben, selbst wenn man das Ergebnis durch

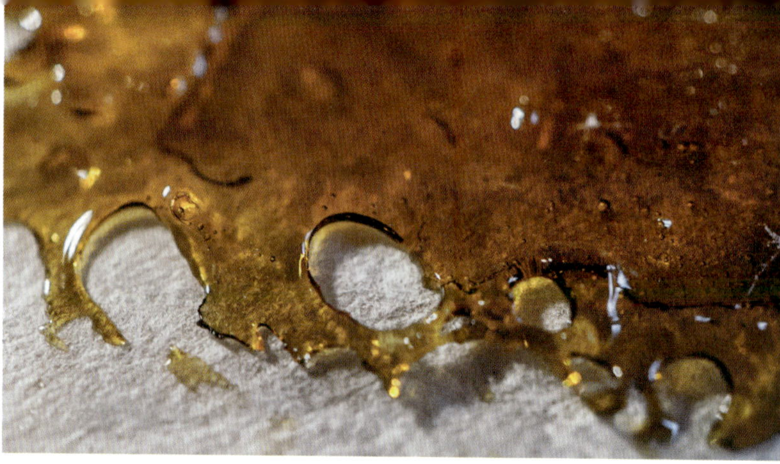

Premium Shatter

bestimmte Parameter beeinflussen kann. Anders ist das natürlich bei medizinischen Extrakten, die standardisiert unter den immer gleichen Laborbedingungen und aus demselben Ausgangsmaterial hergestellt werden. Doch erfahrene Extraktoren können die Konsistenz durch Details bei der Vakuumreinigung beeinflussen. Grundsätzlich wird bei Extrakten zwischen folgenden Formen unterschieden:

Shatter

Der englische Name beschreibt die splittrige Konsistenz dieser Darreichungsform. Shatter ist hart, glatt und transparent. Das Extrakt bricht leicht in Stücke und hat bei niedrigen Raumtemperaturen eine glasartige Konsistenz. Shatter ist lichtdurchlässig, weil die Molekularstruktur beim Extraktionsprozess erhalten bleibt.

So geht's:

Um die verbliebenen Schwebstoffe zu entfernen, filtern einige Cannasseure das Lösungsmittel-Wirkstoff-Gemisch zur Erhalt von klarem Shatter während der Extraktion durch einen Kaffeefilter oder ein 25-Micron-Sieb.

Sobald das Extrakt das anschließende Wasserbad (**Kapitel 6**) verlassen hat, wird es auf einer Silikonmatte oder auf einem Stück Pergamentpapier bei 37,5 °C in die Vakuumkammer gelegt.

Nach 60 bis 72 Stunden wird keine Blasenbildung mehr sichtbar sein, und das Extrakt erhärtet zu einer transparenten Platte. Um die gewünschte, splittrige Textur zu erhalten, muss es kühl sein. Bei Temperaturen über 25 °C bleibt auch Shatter biegsam.

Budder/Wax (Earwax/CocoButter)

Konzentrate, die nach der Extraktion ihre Transparenz verloren haben, nennt man Wax oder Budder. Um die fluffig-matte bis cremige Konsistenz zu erreichen, muss das Konzentrat nach dem Extrahieren kräftig gerührt oder gefaltet werden, so dass es sich mit Luft mischt.

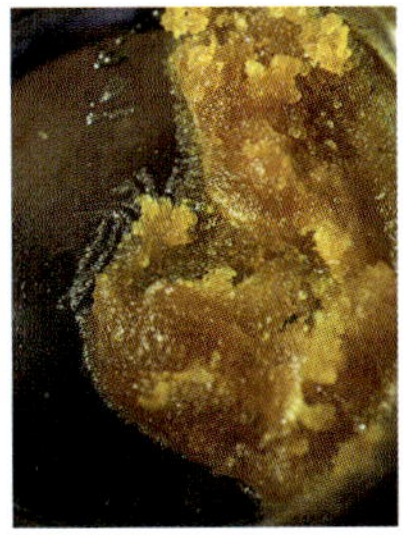

Sugar Wax

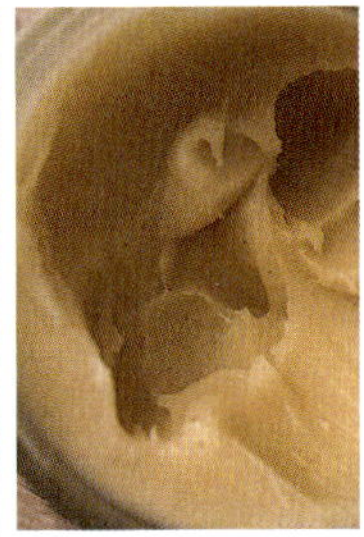

Coco Budder

So geht's:
Nach dem Wasserbad wird das Extrakt ohne Vakuum auf einer Glasplatte auf 40–45 °C erwärmt und mit einem Spatel kräftig durchgerührt. Schon nach wenigen Sekunden werden sich Farbe und Textur merklich verändern. Wie das Wax am Ende aussieht, hängt von der Potenz der Pflanze, der Rührgeschwindigkeit, Raumtemperatur und Luftfeuchtigkeit sowie von anderen Faktoren ab.
Nach kurzem Rühren glänzt das Extrakt seidenmatt und enthält zahlreiche Lufteinschlüsse, die ein wenig an die Konsistenz des namensgebenden Ohrenschmalzes erinnern. Rührt man länger, zieht sich die Masse immer mehr wie ein Kaugummi und bekommt die zähe, geschmeidige Konsistenz von CocoBudder.

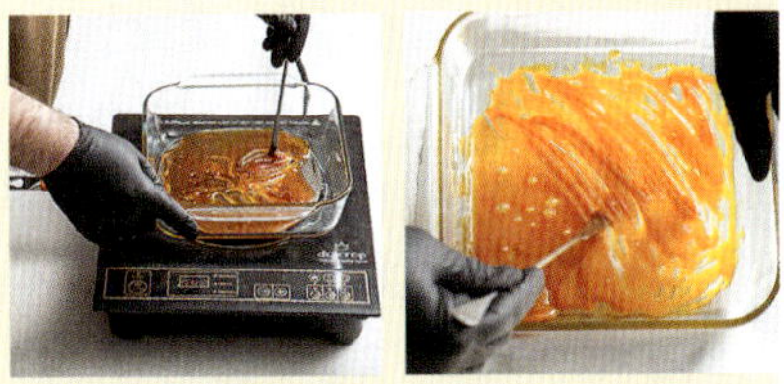

Das ausgedampfte Extrakt wird in einem Edelstahlbehälter (oder einem Pergamentpapier) auf die Heizplatte gelegt; Temperatur und Zeit sind abhängig vom verwendeten Lösungsmittel, siehe Tabelle Seite 51.

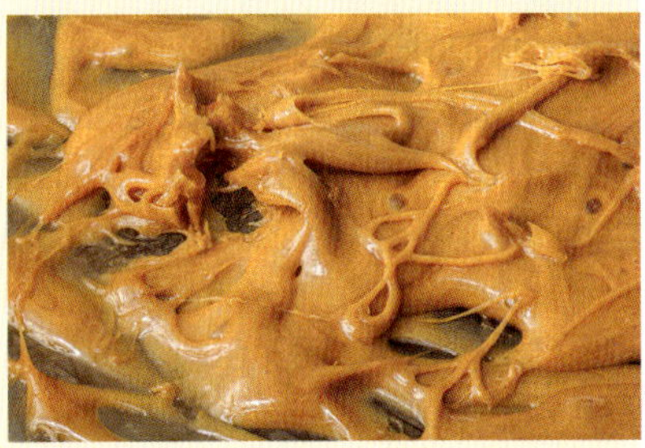

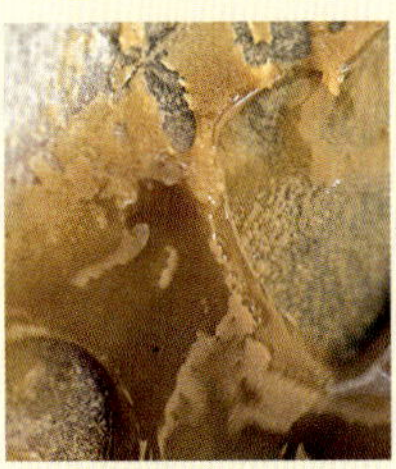

Eine andere Art, ein butterartiges, nicht transparentes Extrakt herzustellen, ist das wiederholte **Falten der Masse.** Sobald das Extrakt das Wasserbad (**Kap. 6**) verlassen hat, wird es bei 27–29 °C auf einem Stück Pergamentpapier in die Vakuumkammer gelegt. Dann wird es während des Reinigungsvorgangs immer wieder im Pergamentpapier gefaltet und entfaltet, wenn die Vakuumpumpe ohnehin ausgeschaltet wird (**Kap. 6**). Durch das Falten oxidiert die Oberfläche und bekommt einen braun-beigen Teint. Das Falten beschleunigt zudem das Ausgasen; nach 24 bis 60 Stunden wird keine Blasenbildung mehr sichtbar sein, und das Extrakt hat nun eine butterartige Textur.

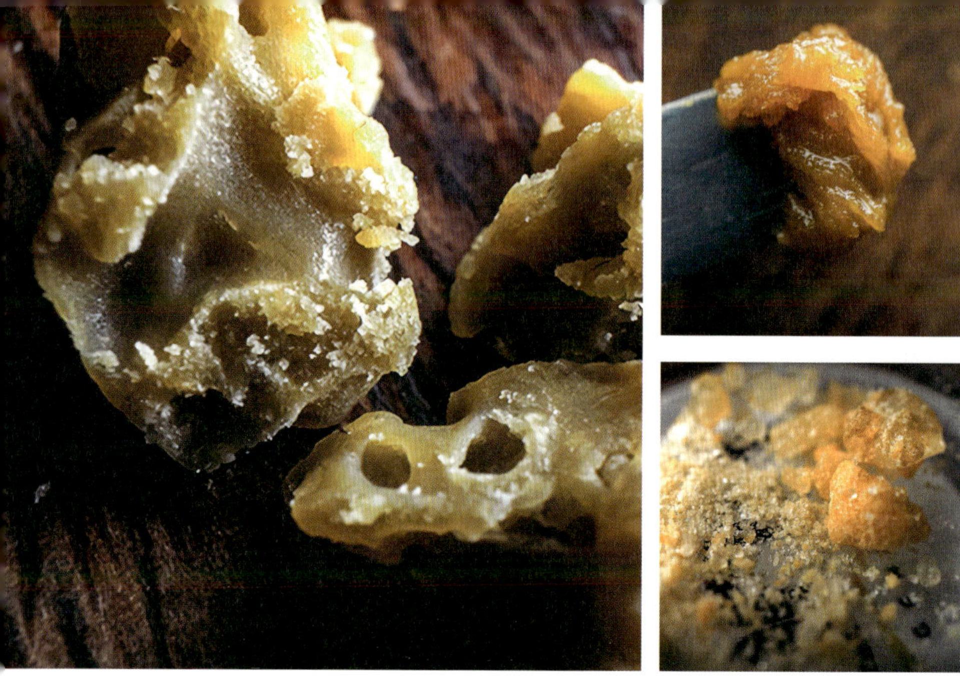

Crumble

Crumble/Sugar

Crumble/Sugar hat eine ähnliche Konsistenz wie Budder, ist aber krümelig. Als Crumble wird die rohrzuckerartige, krümelige Konsistenz beschrieben, die sich oft bei der Herstellung von Live Resin herausbildet. Weil das Ausgangsmaterial eine relativ hohe Feuchtigkeit aufweist, klumpt das Endprodukt ähnlich wie Melasse. Die Körnung entsteht oft erst im Laufe der Lagerung, weil das Extrakt sehr hydrophil (»wasserliebend«, also wasserlöslich) ist. Doch auch Wax oder Budder können weiter zu Crumble verarbeitet werden.

So geht's:
Unterzieht man bei 40–45 °C gerührten Wax oder Budder einer anschließenden Vakuumreinigung, erhält man Crumble. Um die Terpene zu schonen, reicht es, das Extrakt einer relativ kurzen Vakuumspülung bei 32 °C zu unterziehen. Dabei sollte man alle 15 Minuten nachschauen, ob die gewünschte Konsistenz erreicht ist. Das Vakuum darf nicht ausgeschaltet werden, um die Konsistenz zu prüfen. Da es manchmal schwer ist, die langsame Veränderung optisch wahrzunehmen, ist ein Foto zu Beginn der Vakuumspülung hilfreich. Ist die gewünschte Konsistenz erreicht, wird die Pumpe ausgeschaltet.

Sap (Sauce)

Sap ist transparent, weich, viskos und klebrig. Es ist biegsam, sehr ölig und deshalb relativ einfach zu verarbeiten. Es gibt zwei Gründe, weshalb Sap eine weiche bis zähflüssige Konsistenz hat. Im besten Fall enthält es viele Terpene, im schlechtesten viele Lösungsmittel.

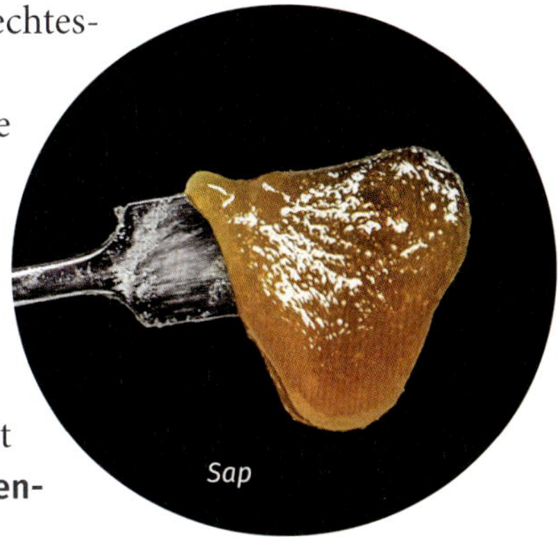

Sap

Da es zu Beginn der Konzentrat-Welle noch viele Extrakte mit Lösungsmittelresten auf dem (Schwarz-)Markt gab und diese meist als Sap angeboten wurden, wird der Begriff langsam durch den der Sauce ersetzt. Die Produktion von Cannabis-Sauce zeichnet sich durch einen sehr hohen Terpengehalt aus und dauert mehrere Wochen (siehe **Terpensauce mit Diamanten,** Seite 96).

Snap'n'Pull

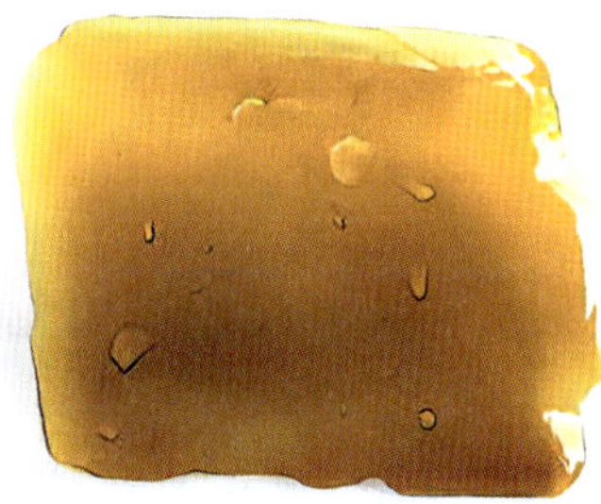

Snap'n'Pull

Snap'n'Pull nennt man alles, was transparent, aber weder Shatter noch Sap ist. Snap'n'Pull bezieht sich auf die Konsistenz des Extrakts. Man kann es ziehen und drücken, ohne dass es wie Shatter zerbricht oder wie Sauce (Sap) zerrinnt.

Auch hier gibt es verschiedene mögliche Gründe für die Konsistenz. Diese könnte auf einen hohen Terpengehalt oder auf ungefährliche Lipide und Wachse hindeuten, aber auch auf eine zu kurze Spülzeit und somit auf Lösungsmittelrückstände.

So geht's:
Snap'n'Pull wird wie Shatter hergestellt. Auch hier muss der Spülvorgang von Anfang an im Vakuum stattfinden und darf nicht unterbrochen werden. Snap'n'Pull wird meist etwas kürzer gereinigt als Shatter. Vor allem terpenreiche Extrakte eignen sich zur Herstellung von Snap'n'Pull, da man die Vakuumspülung zum Erhalt der Terpene ohnehin so kurz als möglich gestalten sollte.

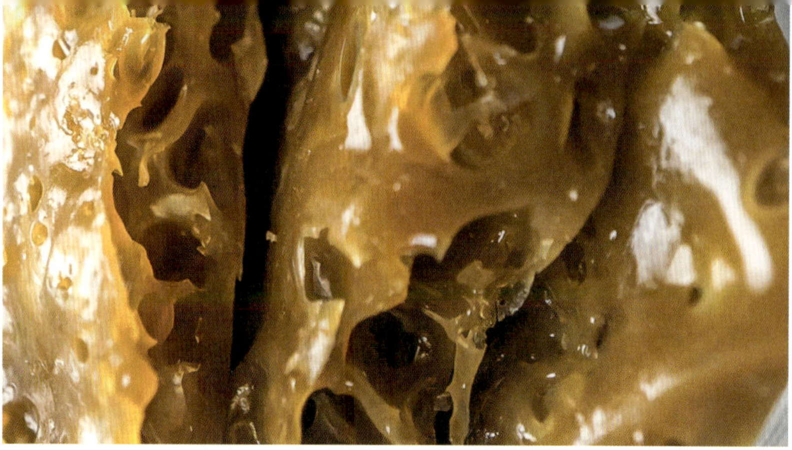

Honeycomb

Honeycomb

Erinnert optisch an Schweizer Käse. Honeycomb ist ein gereinigtes Extrakt, bei dem beim Verdampfen des Lösungsmittels kleine Bläschen unter Vakuum entstehen. Diese Blasen sind für die einzigartige Textur dieses Extrakts verantwortlich.

So geht's:
Zur Produktion von Honey Comb muss nach dem Wasserbad ein wenig Lösungsmittel im Extrakt bleiben. Das verdampft dann in der Vakuumkammer und sorgt für die zuvor beschriebene Textur. Deshalb wird das Wasserbad bereits beendet, wenn sich am Rand noch ein paar kleine Bläschen bilden.

Dann wird das Konzentrat auf eine Silikonmatte gegossen und bei 40–45 °C in den Vakuumofen gelegt. Jetzt bilden sich ziemlich schnell viele kleine Bläschen. Werden die Blasen zu groß oder zu klein, kann die gewünschte gleichmäßige Textur zerstört werden.

Jetzt muss man ein wenig mit der Silkonmatte spielen, indem man sie wie eine Pfanne auf der Hitzequelle hin- und herbewegt. So können die Blasen schneller und gleichmäßiger entweichen. Ist die gewünschte Struktur erreicht, wird das Extrakt aus dem Ofen genommen und sollte aufgrund der nicht vollständigen Reinigung noch mindestens sieben Tage ausgasen.

Moon Rock

Extrakte, die in Textur und Form porösem Lavagestein ähneln, heißen Moon Rocks. Sie sollten nicht mit den in Cannabisharz gewälzten Blüten verwechselt werden, die unter demselben Namen in Hanf-Fachgeschäften angeboten werden.

Auch bei Moon Rocks verbleiben Gaseinschlüsse, die während der Vorreinigung im Wasserbad nicht verdampft sind, beim Ausgasen unter Vakuum für die spezielle Struktur.

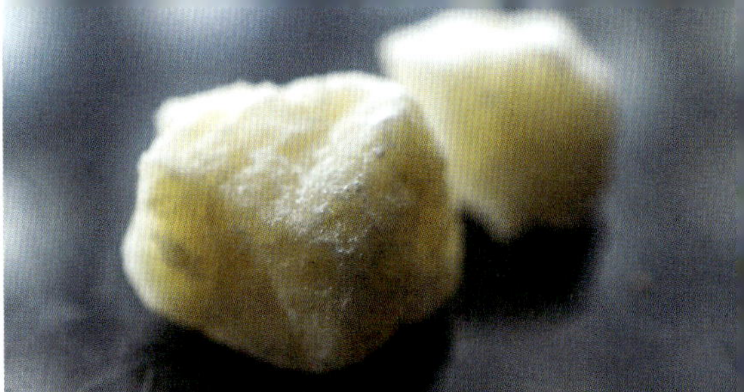

Moon-Rock-Extrakt

So geht's:
Das Wasserbad wird bereits beendet, wenn sich am Rand noch ein paar kleine Bläschen bilden. Danach stellt man die Vakuumkammer bei 32 °C in einen Simmertopf oder ein Bain-Marie und schließt die Vakuumpumpe an.

Bläht sich das Extrakt wie ein Luftballon auf, wird die Pumpe ausgeschaltet; ist das Extrakt wieder in sich zusammengefallen, wird die Pumpe wieder eingeschaltet. Je nach Lösungsmittelanteil wird sich innerhalb von 4– 24 Stunden ein Moon Rock bilden.

Achtung: Die hier angegebenen Temperaturen beziehen sich auf BHO-Extrakte. Bei der Reinigung und Veredelung von Konzentraten, die mit anderen Lösungsmitteln hergestellt wurden, müssen die jeweiligen Siedepunkte berücksichtigt werden (siehe Tabelle Seite 51).

Schönheit ist nicht alles

Alle hier beschriebenen Konzentrat-Varianten sehen sehr schön aus und sind hochwirksam. Allerdings entstehen bei den vorab beschriebenen Reinigungstechniken oft relativ hohe Temperaturen und/oder das Konzentrat wird bei der Verarbeitung der Luft ausgesetzt. Beides zerstört Terpene.

Techniken zum Erhalt aller wertvollen Inhaltsstoffe liegen heute im Trend. Doch gerade bei der Produktion von Budder & Co. werden die Extrakte oft über Tage hinweg hohen Temperaturen oder der Luft ausgesetzt. Deshalb befürchten heute viele Experten, ihre liebevoll extrahierten Konzentrate durch zu langes Vakuumspülen der Terpene zu berauben, und nutzen nur noch Veredlungstechniken, die in einem möglichst niedrigen Temperaturbereich durchgeführt werden können. Extrakte wie Honey Comb oder Moon Rock, die für ihre einzigartige Textur Gaseinschlüsse benötigen, sind daher ein wenig aus der Mode gekommen.

Winterisierung (Winterizing)

Dieses rein physikalische Verfahren soll die sogenannte Einflockung von Lipiden verhindern und erhöht neben dem Reinheitsgrad auch die Lagerfähigkeit von Konzentraten. Diese Eigenschaft war namensgebend, denn **Winterizing** heißt auf Deutsch »winterfest machen«.

Cannabisharz enthält von Natur aus neutrale, nicht aktive Inhaltsstoffe wie Wachse und Öle sowie andere Lipide, die zur Eintrübung des Konzentrats führen und zudem keine medizinische Wirkung aufweisen. Um sie nicht zu inhalieren, werden diese Wachse insbesondere bei medizinischen Konzentraten zur inhalativen Verwendung entfernt. Hierzu werden die unerwünschten Inhaltsstoffe durch niedrige Temperaturen zum Ausfällen gebracht und anschließend entfernt. Den höchsten Lipidanteil haben CO_2-Extrakte, gefolgt von PHO-, BHO- sowie Alkohol- und Dimethyletherextrakten.

Am besten funktioniert Ethanol mit einem geringen Wasseranteil von 4 bis 5 Prozent, wie zum Beispiel Prima Sprit. Das erhöht die Polarität des Lösungsmittels und somit auch die Löslichkeit der Cannabinoide bei kalten Temperaturen. Die Wachse sind unlöslich und fällen aus der Lösung aus.

So geht's:

- 100 ml Extrakt werden mit 1 l Ethanol oder Prima Sprit gemischt.
- Die Mischung muss bei möglichst niedrigen Temperaturen für 24 Stunden ruhen. Optimal ist es, das Gemisch währenddessen kurz über dem Gefrierpunkt von Ethanol (76 °C) zu halten. Erfahrene Cannasseure nutzen hierzu Kältekammern oder Trockeneis. Achtung: Das Gemisch muss zum Abgießen flüssig bleiben. Zur Not funktioniert auch ein Drei-Sterne-Gefrierfach.
- Nach 24 Stunden wird die Lösung durch einen Kaffeefilter gegossen. Der kann allerdings schnell verstopfen, abhängig von der Menge an Lipiden. Besser eignen sich feinmaschige Siebe oder Rosin Bags (110 bis 25 Micron) aus dem Fachhandel. Angefangen beim Gröbsten, wird die Lösung dann sukzessive durch mehrere Siebe gegossen.
- Um festzustellen, ob noch Wachse in der gefilterten Lösung vorhanden sind, wird eine kleine Probe von etwa 10 ml noch einmal für einen Tag in die Kühlung gelegt. Bilden sich wieder Trübungen, muss der Filtrationsvorgang wiederholt werden. Bleibt die Probe im Eisfach ungetrübt, ist die Winterisierung abgeschlossen.

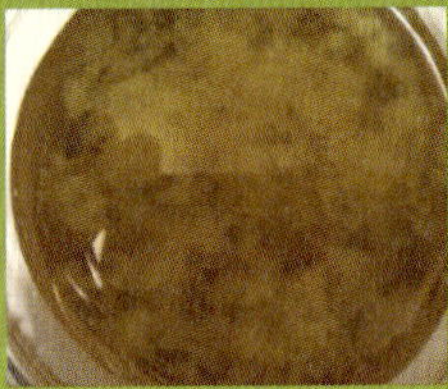

Das Extrakt wird in Alkohol gelöst.

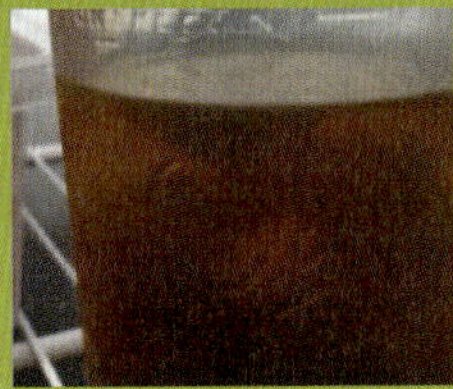

Beim Lagern in der Gefriertruhe …

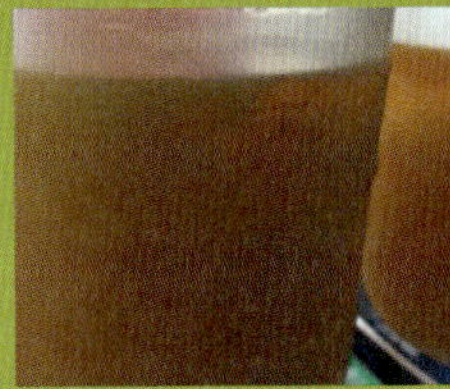

… trübt es ein.

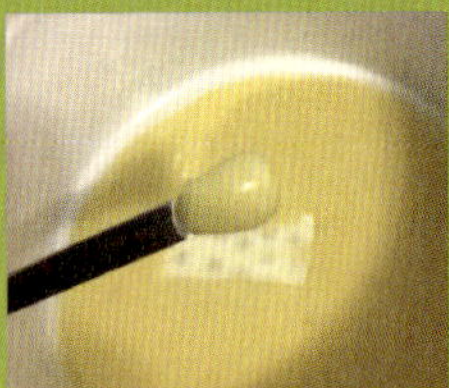

Die richtige Konsistenz zum Auftauen.

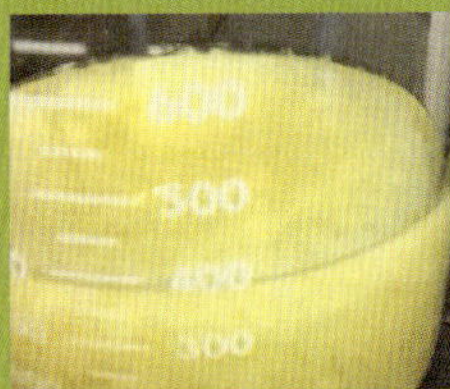

Das aufgetaute Extrakt muss jetzt nur noch gefiltert werden.

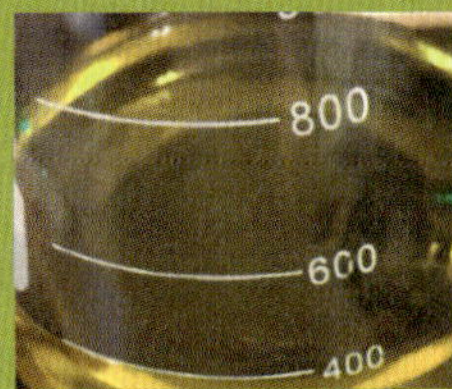

Endlich winterfest!

Jetzt gilt es, Extrakt und Restalkohol voneinander zu trennen (**Kapitel 6**). Bis vor wenigen Jahren wurden Konzentrate anhand dieser zweiten Ethanol-Extraktion entwachst. Doch da besonders bei der Reinigung viele Terpene verloren gehen, nutzen heute viele Extraktoren eine Entwachsungssäule, die ein schonenderes Verfahren ermöglicht.

Entwachsen mit einer Entwachsungssäule

Heutzutage führen mehr Cannasseure die **Entwachsung** (Dewaxing) als Teil des anfänglichen Extraktionsprozesses durch. Die sehr niedrigeren Temperaturen in einer sogenannten **Entwachsungssäule** sorgen dafür, dass die Wachse fest werden und mithilfe feiner Filter leicht herausgefiltert werden können. Entwachsungssäulen gibt es ab 100 Euro aufwärts im Fachhandel. Sie werden ganz einfach hinter dem Druckbehälter für das Pflanzenmaterial in das Closed Loop integriert.

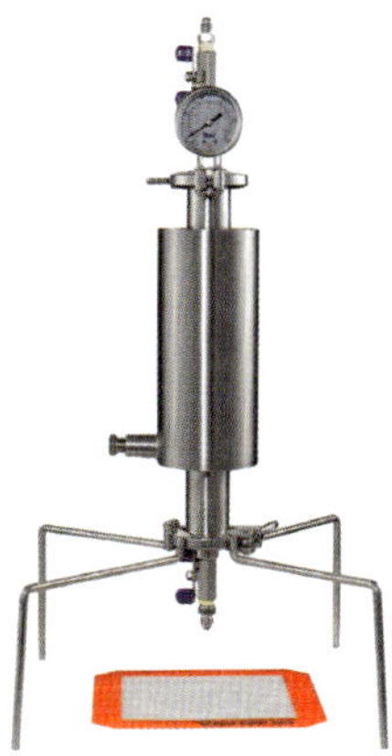

Entwachsungssäule

Es gibt auch Hybrid-Extraktionsäulen, bei denen das Konzentrat in der gleichen Kammer extrahiert und anschließend entwachst wird (**Inline Dewaxing**). Jetzt liegt das Extrakt bereits nach der ersten Extraktion lipidfrei vor.

Terpen-Sauce mit Diamanten (Terp-Sauce and Diamonds)

Der neuste Trend bei Konzentraten ist wohl die Entwicklung von **HTFSE** (*High Terpene Full Spectrum Extrac*t) und **HCFSE** (*High Cannabinoid Full Spectrum Extract*). Diese neuen Konzentrate mit extrem hohem Terpengehalt müssen aus hochwertigen Cannabisblüten, die einen hohen Terpenanteil aufweisen, hergestellt werden sowie 100 Prozent frei von Lösungsmitteln sein. Während dieses Prozesses, der drei Wochen oder länger dauern kann, kristallisiert das THC-A (die THC-Säure) zu sogenannten **Diamanten**. Das Ergebnis ist ein sehr viskoses Extrakt, die **Sauce.** In dieser schwimmen THC-A und andere Cannabinoid-Säuren in Form von Kristallen.

> Früher legten Live-Resin-Produzenten ihr terpenreiches, gereinigtes Extrakt für einige Wochen zur Reifung beiseite. Während die leichtere Terpensauce oben schwimmt, fallen die schwereren Partikel der Mischung auf den Boden der Schale. Dort beginnt dann die **Keimung (Nukleation) der Cannabinoide zu Kristallen.** Ist der Trennungsprozess nach einigen Wochen vollendet, gibt es Terpensauce mit Diamanten. Eigentlich ist Terpensauce mit Diamanten also nichts anderes als **gereiftes Live Resin.**

Es ist grundsätzlich möglich, jedes Cannabiskonzentrat, das zuvor nicht decarboxyliert wurde, zu rekristallisieren. Wenn Cannabinoidsäuren vorhanden sind, kann man sie zur Erzeugung kristalliner Strukturen verwenden. Zur Kristallisation bedarf es eines Fremdkörpers, des **Keims,** an dem die THC-A-, CBD-A-, CBG-A-Kristalle usw. wachsen können. Diese hochreinen Kristalle heißen im Fachjargon «Diamanten» **(Diamonds),** ihre Gewinnung nennt man deshalb auch **Schürfen.** Die anderen Inhaltsstoffe des Konzentrats bestehen zum großen Teil aus Terpenen, zudem sind noch kleine Anteile anderer pflanzliche Wachse, Lipide und Flavonoide (Polyphenole, u.a. Farbstoffe) enthalten.

Das größte Problem hierbei sind die sehr unterschiedlichen Eigenschaften der begehrten Inhaltsstoffe. Die vorhandenen Terpene sollen möglichst vollständig im Endprodukt enthalten sein. Sie sind leicht flüchtig und verdampfen bereits bei niedrigen Temperaturen. Gleiches

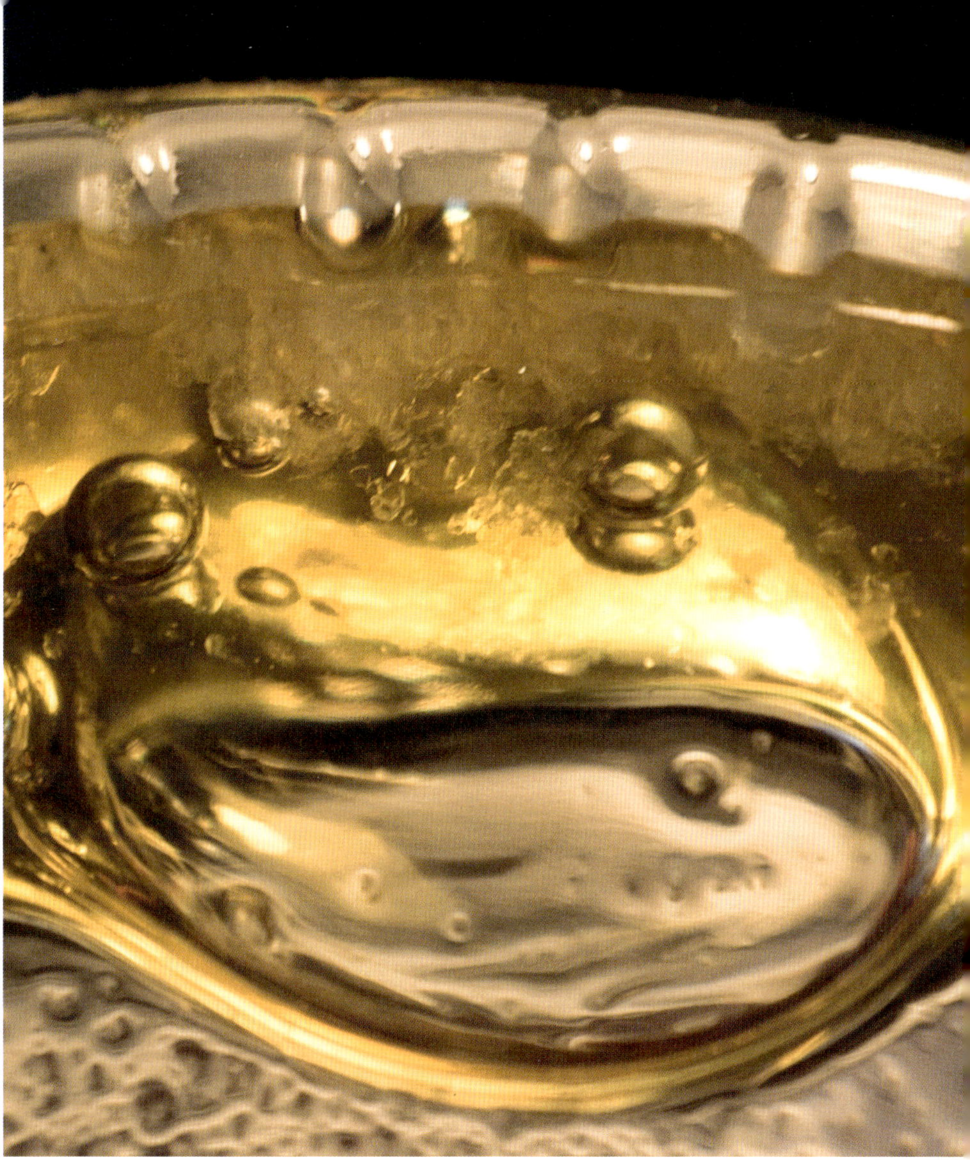

Terpensauce mit Diamanten

gilt für Lösungsmittelrückstände. Die sollen möglichst vollständig ausgasen, während die ähnlich flüchtigen Terpene erhalten bleiben. Dieser Umstand macht die anschließende Reinigung im Gegensatz zur eigentlichen Kristallisation sehr langwierig und kompliziert.

Das Schürfen von Diamanten

Grundlage für die Herstellung von Terpensauce mit Diamanten ist ein hochpotentes und terpenreiches Extrakt mit einem hohen Reinheitsgrad. Vor dem Schürfen sollte man alle in diesem Buch beschriebenen Reinigungsschritte erfolgreich durchgeführt haben. Am besten eignen sich also **Live-Resin-Konzentrate**, die im Regelfall sehr viele Monoterpene enthalten, die bei herkömmlich hergestellten Konzentraten beim Trocken des Pflanzenmaterials bereits verflogen sind. Je mehr Terpene das Basismaterial enthält, desto höher wird der Saucenanteil; je mehr THC es enthält, umso mehr Kristalle wird es nach der Separation bilden.

Das frische Extrakt wird nach der eigentlichen Extraktion kurz bei 35 °C im Wasserbad wie in **Kapitel 6** beschrieben gereinigt. Auf die anschließende Reinigung in der Vakuumkammer wird bei der Herstellung von Sauce mit Diamanten verzichtet.

Nach dem Wasserbad füllt man das Extrakt in einen lichtdichten Glasbehälter und stellt es an einem warmen Ort (25 °C). Das Glas muss alle zwei bis drei Tage kurz geöffnet werden, um den Druck abzulassen, der aufgrund der verdampfenden Lösungsmittelreste entsteht. Innerhalb von zwei bis drei Wochen werden sich nun Kristalle am Boden bilden, die das jeweilige **Cannabinoidspektrum des Ausgangsmaterials in Kristallform** aufweisen.

Je potenter der verwendete Strain, desto länger wird dieser Prozess dauern. Je niedriger die gewählte Temperatur ist, desto größer werden die Kristalle; allerdings dauert der Prozess dann noch länger. Kristallverliebte Cannasseure separieren die Kristalle auch gerne mal bei 18 °C und warten bis zu drei Monate darauf, dass sich riesige Cannabinoid-Kristalle bilden.

Die restlichen Inhaltsstoffe bestehen zum Großteil aus Terpenen und bilden nach dem Ausfällen der Kristalle eine viskose Flüssigkeit. Wachsen die Kristalle nicht mehr, ist der Prozess abgeschlossen. Jetzt gilt es, Kristalle und Sauce voneinander zu trennen, um sie noch einmal zu reinigen.

Zum **Trennen** wird die zähflüssige Sauce möglichst vollständig abgegossen und sollte jetzt noch einmal zwei Wochen bei Zimmertemperatur ruhen. In dieser Zeit muss das Glas regelmäßig gelüftet werden, da durch die ausdampfenden Lösungsmittelreste Druck entsteht. Zum Lüften sollte man den Deckel nur ganz

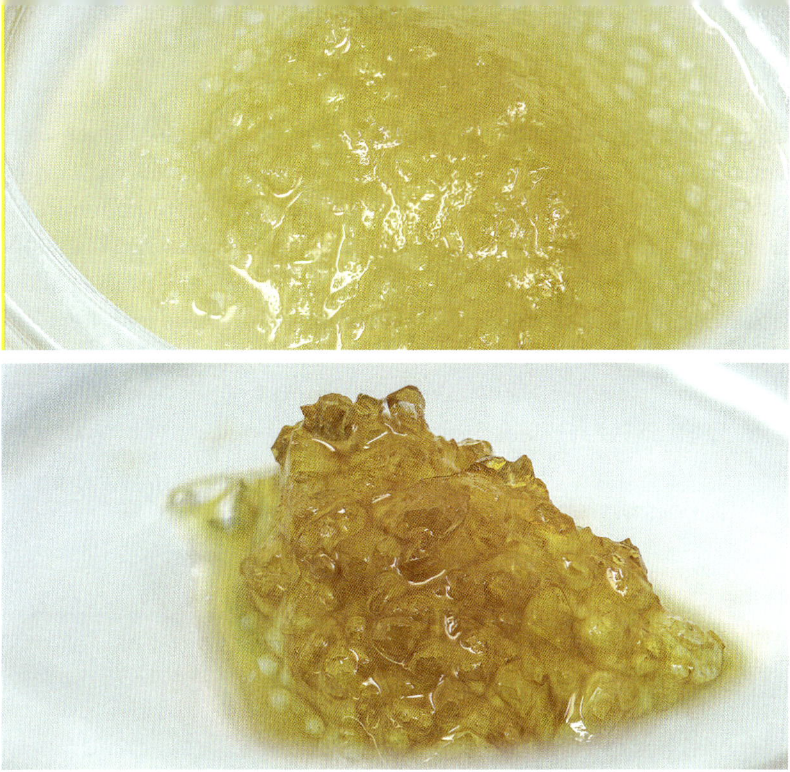

Terpensauce mit Diamanten

leicht öffnen, um möglichst wenig der flüchtigen Monoterpene zu verlieren.

Zum **Spülen** wird die Sauce für zwei bis drei Tage bei sehr niedrigen Temperaturen von 20 bis 25 °C bei einem Druck von 0,4 bis 0,6 bar im Vakuumofen oder mithilfe einer Vakuumpumpe gereinigt. Sobald keinerlei Bläschen mehr zu sehen sind und die Sauce »fest« erscheint, ist sie fertig.

Der kristalline Anteil vom Boden des Glases wird nach der Trennung von der Terpensauce tiefgekühlt. Dadurch kristallisiert die THC-A am Boden, und verbleibende Saucenreste steigen an die Oberfläche. Nun wird das Glas im tiefgefrorenen Zustand zur Terpensauce in die Vakuumkammer gestellt. Aufgrund des geringen Drucks schmilzt die THC-A und setzt sich als homogene Schicht am Boden des Gefäßes ab, während die Saucenreste oben schwimmen.

Jetzt kann die kristalline Schicht entnommen und mithilfe eines Spatels zerkleinert werden. Das Reinigen der Kristalle dauert ein wenig länger als das der Sauce und sollte, je nach Temperatur, mit drei bis vier Tagen veranschlagt werden.

Danach führt man die beiden Komponenten, je nach persönlicher Vorliebe, zu HCFSE oder HTFSE (siehe Box auf nächster Seite) zusammen. Dabei sollte man beachten, dass auch die Terpensauce einen hohen Cannabinoidanteil von 25 bis 50 Prozent aufweist; ohne professionelles Labor ist es kaum möglich, einen höheren Trennungsgrad von Cannabinoiden und Terpenen zu erreichen. Die Cannabinoid-Kristalle hingegen haben – auch im Hobbybereich – einen sehr hohen Reinheitsgrad von 95 bis 99 Prozent THC-A und anderen Cannabinoiden, je nach Sorte.

HCFSE oder HTFSE?

Je nach Terpen- und Cannabinoidgehalt der Mischung aus Terpenen und Kristallen spricht man von **High-Cannabinoid Full Spectrum Extracts (HCFSE)** und **High Terpene Full Spectrum Extracts (HTFSE).**

HCFSE haben einen Kristallgehalt (THC-A-Gehalt) von etwa 90 Prozent und sehen wie Diamanten in einer Soße aus.

HTFSE enthalten zwischen 13 und 25 Prozent Terpene, und ihr Aussehen erinnert an flüssigen Honig, der gerade anfängt auszukristallisieren. Die Diamanten an sich haben einen Reinheitsgehalt zwischen 95 und 99,9 Prozent.

Terpensauce mit Diamanten für Ungeduldige

Zur Isolation von Cannabinoiden benötigt man eine teure Ausrüstung, flüchtige Chemikalien, Spezialgeräte und fundiertes Fachwissen über organische Chemie, was den Rahmen dieses Buches wie erwähnt sprengen würde. Doch im Zuge der 710-Bewegung haben Enthusiasten neue Methoden entwickelt, welche die Herstellung von Terpensauce mit Cannabinoid-Diamanten extrem vereinfacht haben. Meist werden diese Diamanten einfach **THC-A-Diamanten** genannt, doch die Extrakte sind Vollspektrum-Extrakte und enthalten je nach Produktionsmethode auch höhere oder geringere Anteile an anderen Cannabinoiden.

Obwohl beim beschriebenen Verfahren größtenteils THC-A-Moleküle vom Rest des Extraktes isoliert werden, handelt es sich um ein sehr einfaches mechanisches Trennverfahren. Die Trennung funktioniert nur mit Extrakten in Budder- oder Wax-Form, da diese beiden Extraktvarianten sehr viel THC enthalten und sich bei einer Temperatur zwischen 50 und 90 °C trotzdem gut pressen lassen. Am besten eignet sich natürlich **Live Resin in Wax- oder Budderform** aufgrund seines hohen Terpen- und THC-Gehalts.

Grundsätzlich geht es darum, Wax oder Budder bei niedrigem Druck und niedriger Temperatur durch einen feinmaschigen Filter zu pressen. Dabei werden die Terpene, Wachse, Lipide und einige sekundäre Cannabinoide extrahiert. Im Filter bleiben fast reine Cannabinoidsäuren zurück, hauptsächlich THC-A.

Dazu braucht es:
- »Quetschtrakt« (Rosin-Hasch) mit wachsartiger oder fester Textur (Budder oder Wax)
- »Quetschtrakt« (Rosin-Hasch)-Filterbeutel aus dem Fachhandel (Maschengröße 25 oder 37 Micron)
- Pergamentpapier
- 1 manuelle »Quetschtrakt«-Presse oder Glätteisen mit Temperaturregelung (automatische Pressen tun sich bei niedrigem Druck oft schwer).

Terpene sind Lösungsmittel

Eigentlich wären hochreine Cannabis-Extrakte ohne die mitextrahierten **Terpene** gar nicht flüssig. Diese bei Raumtemperatur flüssigen, extrem aromatischen Verbindungen sind sozusagen das Lösungsmittel für THC-A, THC und all die anderen eigentlich geruchlosen und kristallinen Cannabinoide.

Vereinfacht dargestellt kann man sagen, dass Cannabinoide ohne Terpene nach der Extraktion kristallisieren würden. Trennen wir also die Terpene als Lösungsmittel vom Cannabinoid, liegen diese in Kristallform vor, während das Lösungsmittel mit der Terpensauce ausfällt. Genau das ist bei der mechanischen Herstellung von Terpensauce mit THC-A-Diamanten der Plan.

Die erforderliche wachsartige oder feste Textur findet man am häufigsten bei Live Resin und anderen Konzentraten mit einem hohen Terpengehalt.

Liegt das Extrakt in anderer Form wie Shatter, Sap oder Öl vor, kann man es durch Wärme und Bewegung zum »Auffluffen« bringen. Dazu wird es auf der Heizplatte der Presse oder mithilfe einer digitalen Heizplatte auf 50 °C erwärmt und dabei mit einem Spatel so lange gerührt, bis es nicht mehr transparent und ein wenig fluffig ist. Da bei 50 °C bereits Terpene verlorengehen, sollte man den Prozess so kurz wie möglich gestalten.

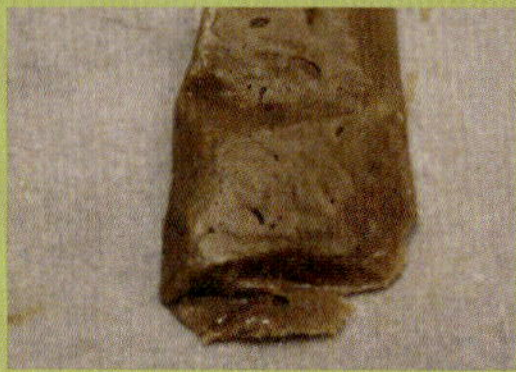

Ein wachsartiges Extrakt oder wahlweise Hasch …

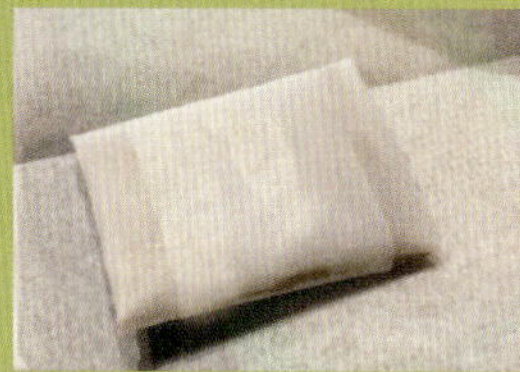

… wird in einen 25-Micron-Beutel verpackt und gepresst.

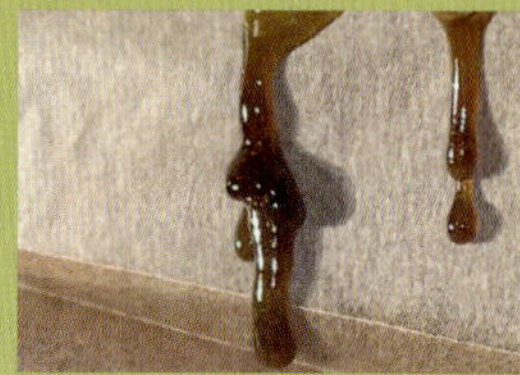

Austretende Terpene werden aufgefangen.

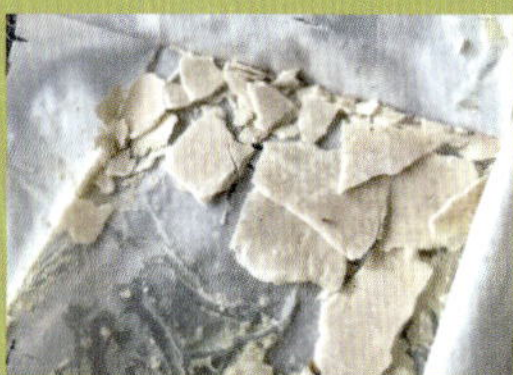

Bei höherem Druck kristallisieren die Cannabinoide.

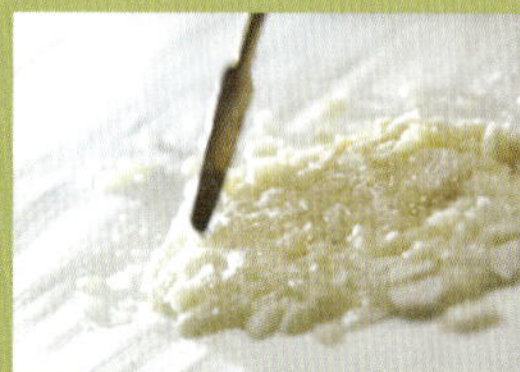

Die Kristalle werden zerstoßen …

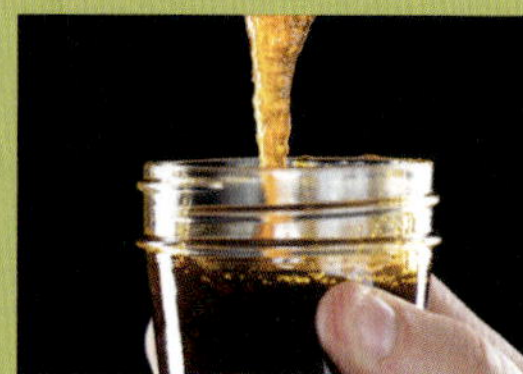

… und mit der Terpensauce verrührt.

Liegt das Extrakt in der gewünschten Form vor, ist es an der Zeit, es für den Trennprozess vorzubereiten. Dazu schaltet man die Presse ein und stellt die Temperatur der Platten auf 55–60 °C. Um eine gleichmäßige Erwärmung zu garantieren, presst man beide Heizplatten eine Minute lang zusammen, sobald die gewünschte Temperatur erreicht ist.

Das beste Ergebnis beim anschließenden Quetschen erzielt man mit einem 25-Micron-Siebbeutel. Beutel mit 37 Micron funktionieren auch gut. Ist beides nicht zur Hand, tut es auch ein ungebleichter Kaffeefilter.

Ist das Extrakt so verpackt, wird der Beutel oder Kaffeefilter in Pergamentpapier gewickelt.

Jetzt legt man das Paket mit der Öffnung nach vorne zwischen die Heizplatten, damit man beim Pressen sehen kann, wie die Terpensauce aus dem Paket tritt. Dann drückt man die Heizplatten ganz vorsichtig zusammen, bis sie gerade knapp den Beutel und seinen Inhalt berühren.

Nun dauert es 20 bis 30 Sekunden, bis sich das Konzentrat erwärmt und zu schmelzen beginnt. In dieser Zeit darf kein zusätzlicher Druck ausgeübt werden.

Sobald es zu schmelzen anfängt, gilt es, langsam und vorsichtig zu drücken, ohne den Beutel zum Platzen zu bringen. Innerhalb weniger Sekunden kann man die Sauce von den Platten auf das Papier tropfen sehen. Jetzt sollte der Druck eine Minute lang gleichbleibend gehalten werden.

Tropft keine Sauce mehr aus dem Beutel, werden die Heizplatten wieder geöffnet und der Beutel wird beiseite gelegt.

Danach bereitet man ein frisches Stück Pergamentpapier vor und wiederholt den ganzen Vorgang bei einer Temperatur von 80–90 °C. Jetzt wird etwas zähere und insgesamt weniger Terpensauce austreten als bei der ersten Pressung. Nach dieser zweiten Pressung wird das Paket vorsichtig aus der Presse genommen, kurz abgekühlt und geöffnet.

Im Beutel befindet sich jetzt THC-A, eine blassgelbe Substanz mit einer kreidigen Textur. Soll das THC-A noch reiner und heller werden, kann man es jetzt noch einmal bei einer Temperatur von 100 °C pressen.

Anschließend legt man die kreideartige Substanz THC-A mit einem Stück Pergamentpapier auf einen Teller und bringt sie mithilfe eines der zuvor beschriebenen Heizgeräte bei 120 °C zum Schmelzen. Sobald sich in der Mitte des Tellers eine Pfütze bildet, wird er von der Heizplatte genommen, um abzukühlen.

Die so entstandene feste Masse kann man daraufhin mit einem Spatel vorsichtig zu kleinen Kristallen zerstoßen. Diese Kristalle werden zur Verringerung der Viskosität auf einer digitalen Heizplatte oder mithilfe des Vakuumofens bei einer Temperatur von 30–40 °C wieder mit der zuvor extrahierten Terpensauce vermischt.

Fertig sind die Diamanten.

Aufgrund des hohen THC-A-Gehalts eignet sich Terpensauce mit Diamanten ohne Decarboxylierung nicht zur oralen Aufnahme. Beim Decarboxylieren gehen allerdings so gut wie alle wertvollen Terpene verloren; ich empfehle deshalb die inhalative Aufnahme mit Vaporizer oder Dab Rig.

Der Terpenanteil der Sauce sinkt mit jedem Öffnen des Lagerbehälters. Deshalb wird zur Lagerung ein lichtundurchlässiger, luftdicht verschließbarer Glas- oder Edelstahlbehälter empfohlen. Handelsübliche Silikonbehälter eignen sich nur für eine sehr kurze Lagerung.

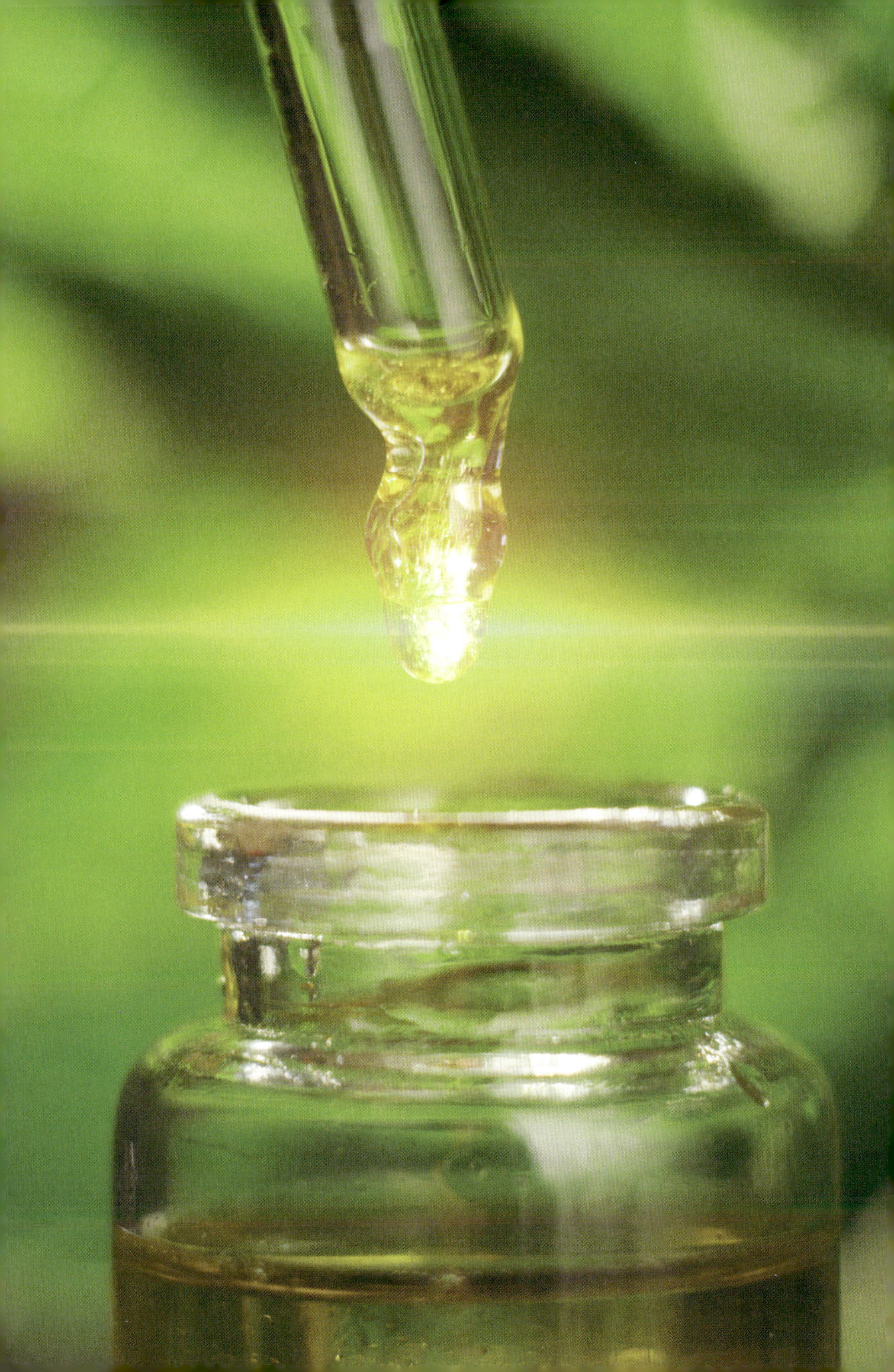

KAPITEL 13
THC mit Glycerin extrahieren: Konzentrate für Esswaren und E-Liquids

Bisher haben wir erklärt, wie man möglichst reine Konzentrate produziert. Das ist beim inhalativen Gebrauch immens wichtig, damit keine Fremdstoffe eingeatmet werden. Geht es allerdings um die orale Einnahme von Cannabis-Konzentraten, sind ein paar Pflanzenteilchen nicht schädlich, sondern beeinflussen allenfalls den Geschmack ein wenig.

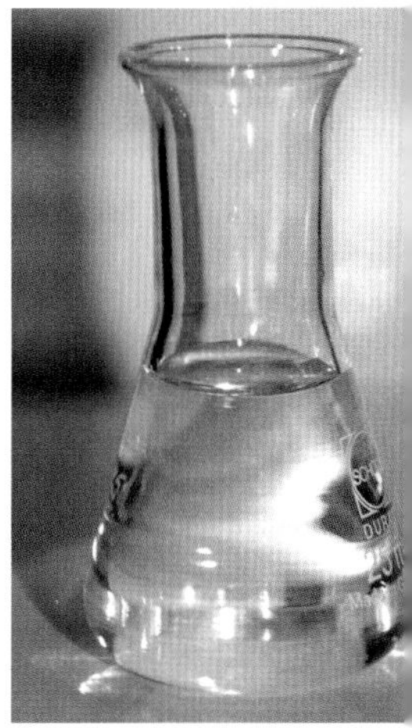

Glycerin

Glycerin (Summenformel $C_3H_8O_3$) kommt in allen natürlichen Fetten und fetten Ölen vor und spielt eine zentrale Rolle als Zwischenprodukt in verschiedenen Stoffwechselprozessen. Die schmierige, farblose Flüssigkeit lässt sich zwar nicht einfach so rauchen oder im Vaporizer verdampfen, ist dafür aber ungiftig und löst – einfacher als Alkohol– die wirksamen Bestandteile aus Cannabis gut heraus. Glycerin trägt als Lebensmittelzusatzstoff das Kürzel E422. Cannabis-Glycerin-Extrakte sind wasserlöslich und deshalb in Speisen und Getränken sehr vielseitig verwendbar.

Grundsätzlich kann man statt Glycerin auch Butter, Olivenöl oder jedes beliebige Speisefett benutzen, um Cannabis mit der im Folgenden beschriebenen Technik zu extrahieren. Wird mit Fett extrahiert, ist das Endprodukt allerdings nicht wasserlöslich.

Bei E-Liquids ist Vorsicht geboten

Da Glycerin beim Erwärmen viel Dampf entwickelt, dient es außerdem als (zugelassene) Grundlage für E-Liquids. Extrakte, die für E-Liquids bestimmt sind, dürfen nur aus vorher gründlich gereinigten Konzentraten hergestellt werden. Ansonsten kann die Patrone verstopfen.

Achtung: Die Verwendung von hausgemachten E-Liquids hat seit 2019 vermehrt zu Gesundheitsproblemen geführt. Einige US-Hersteller hatten Vitamin E (Tocopherylacetat – $C_{31}H_{52}O_3$), Glycerintricaprylat ($C_{27}H_{50}O_6$) oder bisher unbekannte andere Trägerstoffe als die bis dahin zugelassenen benutzt. Diese können zu massiven Atemwegsproblemen bis hin zum Tod führen und haben in den USA bereits zahlreiche Opfer gefordert. Ich empfehle deshalb, nur Trägerstoffe zu verwenden, die in der EU auch zur Herstellung von anderen E-Liquids zugelassen sind und sich seit Jahren bewährt haben.

Die Extraktion von Cannabis mit Glycerin (THC-Sirup)

Mit der Methode «THC-Sirup für Ungeduldige» kann innert weniger Stunden ein potentes Glycerin-Extrakt hergestellt werden.

Man benötigt

- 1 Liter lebensmittelechtes Glycerin (auch VG, etwa 10 Euro)
- 100 Gramm möglichst potentes, decarboxyliertes Gras (*Mischungsverhältnis: 10 Teile Glycerin auf 1 Teil Pflanzenmasse)*
- 3500 ml Raps- oder Sonnenblumenöl
- 1 Spatel
- 1 Becherglas (hitzebeständig, 1500 ml)
- 1 digitale Kochplatte
- 1 feines Küchensieb (Edelstahl) oder eine French-Press-Kaffekanne
- 1 Käsetuch (optional auch ein sauberes, nicht zu feinmaschiges Baumwolltuch)
- 2 Küchenthermometer
- 1 große hitzebeständige Glasschale (Pyrex o.ä.)
- 1 Teigschaber (Silikon)

So geht's:

Das Öl wird in die Pyrex-Schale gefüllt und auf 100 °C erhitzt.

Das Pflanzenmaterial wird manuell grob zerkleinert (nicht grinden!), in ein Glas gefüllt und komplett mit Glycerin bedeckt. Dann wird es mithilfe eines Spatels gut mit dem Glycerin vermischt.

Das zweite Thermometer platziert man im Becherglas mit dem Weed-Glycerin-Gemisch. Danach wird es vorsichtig in die Schale mit dem Öl gestellt.

Sobald das Extrakt eine Temperatur von 27 °C erreicht hat, nimmt man es vorsichtig aus dem Ölbad und rührt es kräftig um, damit sich die Bestandteile optimal vermischen. Danach wird es wieder ins Ölbad gestellt.

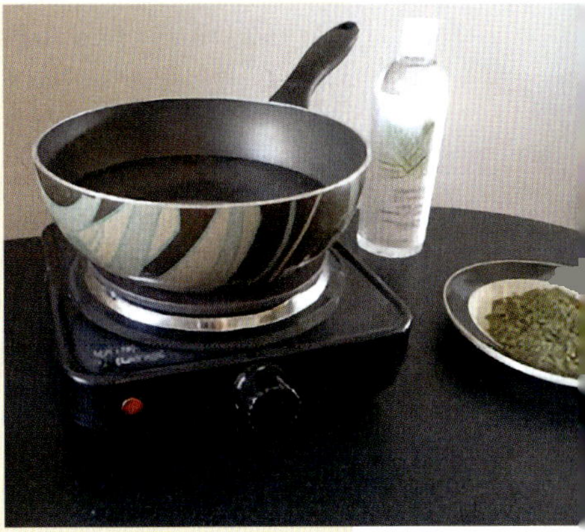

Wenn die Mischung 160 °C erreicht hat, kocht das THC und löst sich langsam aus der Pflanzenmasse.

Jetzt muss die Cannabis-Glycerin-Mischung über 45 Minuten hinweg auf 170–180 °C erwärmt werden.

→ *Je niedriger die Temperatur gewählt wird, desto länger muss die Mischung erwärmt werden. Temperaturen über 190 °C sollte man vermeiden, da sonst zu viele wertvolle Inhaltsstoffe verdampfen.*

Nun wird das Gemisch durch ein Edelstahlsieb abgegossen. Um die Flüssigkeit vollständig aus der Pflanzenmasse zu lösen, pressst man sie nach dem Durchgießen mit dem Teigschaber aus. Noch besser hierfür eignet sich eine French-Press-Kaffeekanne.

→ *Da das Lösevermögen von Glycerin geringer als das von komplexeren Alkoholen ist, sind zur vollständigen Extraktion mehrere Durchgänge sowie großer manueller Druck notwendig.*

Das Pflanzenmaterial kommt in das Glas zurück und wird wieder mit Glycerin bedeckt. Danach wird es noch zweimal, wie zuvor beschrieben, bei 160–180 °C abgekocht und anschließend ausgepresst; wie bei allen Extraktionen nimmt auch hier die Potenz mit jedem Durchgang ab.

Jetzt wird das Käsetuch viermal gefaltet und in das Stahlsieb gelegt, um das Extrakt anschließend hindurchzugießen. So werden verbleibende Schwebeteilchen entfernt.

Das Glycerin-Extrakt ist jetzt fertig und kann zur Herstellung aller Arten von Edibles (Esswaren) und Getränken verwendet werden.

Wer das Extrakt aus nicht decarboxyliertem Material gewonnen hat, kann das Konzentrat **nachträglich decarboxylieren.** Hierzu wird es vor dem Filtern noch einmal bei 100 °C für 30 bis 45 Minuten in ein Öl- oder Wasserbad gestellt. Wird es kalt und lichtdicht gelagert, hält es sich über Monate oder gar Jahre im Kühlschrank.

Der Vorteil dieser Methode ist die Geschwindigkeit der Herstellung. Man erhält innerhalb weniger Stunden ein hochpotentes Extrakt, das als Grundlage für zahlreiche Zubereitungen dienen kann.

Allerdings entweichen bei den relativ hohen Temperaturen viele Terpene sowie Cannabinoide. Wer also ein wenig mehr Zeit hat, nutzt Glycerin und Ultraschall.

Ultraschall zur Extraktion von Cannabis

Um die Trichome bei niedrigen Temperaturen mithilfe eines Ultraschallprozessors von den Blüten zu schütteln, muss das Glycerin die Inhaltsstoffe bereits gut gelöst haben. Wird keine Hitze zugefügt, muss das Cannabis mindestens 120 Tage im Glycerinbad einweichen.

Dazu benötigt man:

- 1000 ml lebensmittelechtes Glycerin
- 100 g potentes und decarboxyliertes Gras (Mischungsverhältnis: 10 Teile Glycerin auf 1 Teil Pflanzenmasse)
- 1 Ultraschallprozessor 200 bis 400 Watt/24 Herz (ab 1000 Euro)
- 1 Paket Crushed Ice
- 1 große Plastikschüssel
- 1 Becherglas
- 1 feines Küchensieb (Edelstahl) oder eine French-Press-Kaffeekanne
- 1 Käsetuch (optional funktioniert auch ein sauberes, nicht zu feinmaschiges Baumwolltuch)

So geht's:

Glycerin und Pflanzenmasse mischen und 120 bis 150 Tage lang bei Zimmertemperatur in einem lichtdichten, verschlossenen Becherglas stehen lassen.

Das Becherglas mit der eingeweichten Pflanzenmasse wird in eine Schale Eiswasser (50 Prozent Eis, 50 Prozent Wasser) gestellt.

Die Ultraschallsonde wird etwa 4 cm tief in das Becherglas eingetaucht. Jetzt wird das Gemisch für 3–4 Min. beschallt. Dabei wird sie langsam bewegt (bei einem 200 Watt starken Gerät mit voller Leistung, bei einem 400-Watt-Gerät mit halber Leistung).

Danach gießt man das Gemisch durch ein Edelstahlsieb ab. Um die Flüssigkeit vollständig aus der Pflanzenmasse zu lösen, presst man sie nach dem Durchgießen mit dem Teigschaber aus (noch besser eignet sich auch hier eine French-Press-Kaffeekanne).

Jetzt wird das Käsetuch viermal gefaltet und in das Stahlsieb gelegt, um das Extrakt anschließend hindurchzugießen. So werden verbleibende Schwebeteilchen entfernt.

Das Glycerin-Extrakt ist jetzt fertig und kann zur Herstellung aller Arten von Edibles und Getränken verwendet werden. Da bei der Herstellung hohe Temperaturen vermieden wurden, ist es terpenreicher als der zuvor erörterte «THC-Sirup für Ungeduldige».

E-Liquids auf Glycerinbasis

Die Herstellung von THC-haltigen E-Liquids funktioniert im Prinzip genauso wie die zuvor beschriebene Glycerin-Extraktion. Allerdings wird hier eine Mischung aus 60 bis 70 Prozent Glycerin und 30 bis 40 Prozent Propylenglycol ($C_3H_8O_2$) statt reinem Glycerin empfohlen. Das Glycerin dient als Lösungsmittel und sorgt für den Dampf, Propylenglycol verleiht dem Liquid die perfekte Konsistenz.

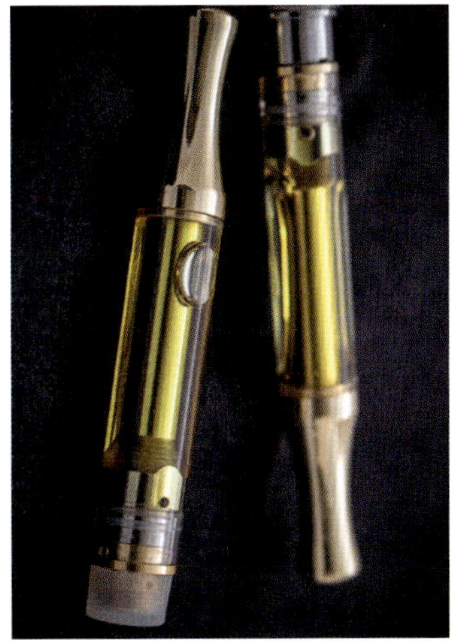

E-Liquid-Cartridges

Aufgrund der vielen Schwebeteilchen, die bei beiden zuvor beschriebenen Techniken entstehen, müssen E-Liquids vor dem Abfüllen sehr sorgfältig gefiltert werden. Hierzu eignen sich Rosin Bags (37 und 25 Micron) am besten. Der Fachhandel bietet auch Patronen (Cartridges) und Einfüllhilfen für die E-Liquids an.

Ich empfehle als Grundlage für E-Liquids Quetschtrakt (**Kap. 4**) oder gut gereinigtes BHO (**Kap. 8**). Beide müssen aufgrund ihrer Reinheit nicht mit Glycerin und Propylenglykol extrahiert oder gar nachträglich gefiltert, sondern einfach nur noch damit gemischt werden.

Die am häufigsten verwendeten **Mischungen aus Glycerin und Propylenglycol** haben aufgrund des kratzigen Geschmacks von Glycerin, dem Eigengeschmack und der hohen Dampfentwicklung unter Cannasseuren einen schlechten Ruf.
Selbst extrahierte oder in Handel erhältliche, reine Cannabis-Terpene eignen sich jedoch genauso als Trägerstoffe für Cannabinoide. Erfahrene Cannasseure nutzen diese Eigenschaft zur Herstellung hocharomatischer E-Liquids. Es gibt sogar ausgefuchste Extraktoren, die terpenreiche E-Liquids ganz ohne Trägerstoffe und nur mithilfe von Terpenen herstellen.

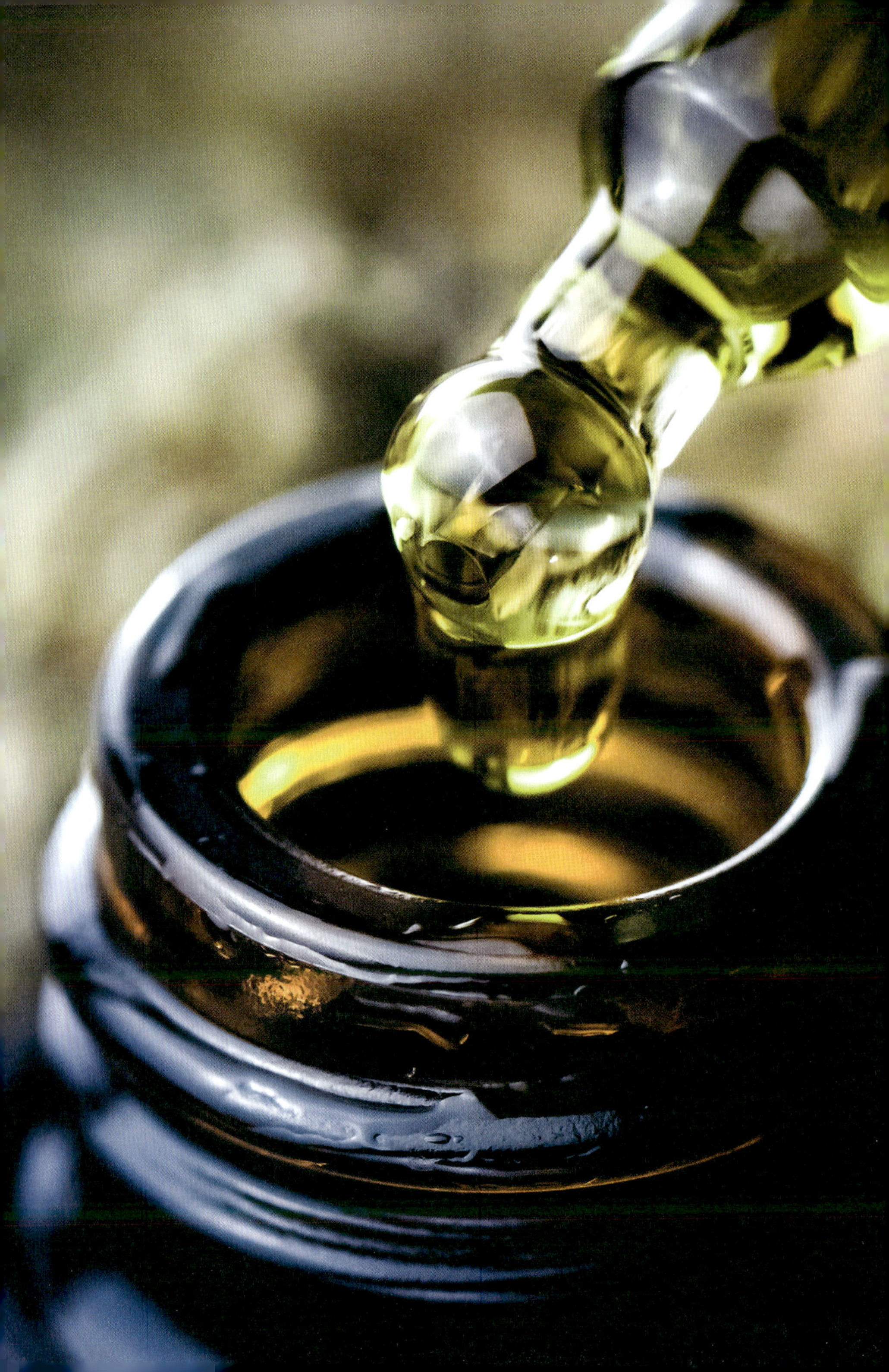

KAPITEL 14

Schnell, einfach und effektiv: Cannabis-Extraktion in der eigenen Küche

Wer Cannabis lieber isst, als es zu rauchen oder zu verdampfen, kann es auch mit einfachem Zubehör, das sich in jedem Haushalt findet, schnell und einfach am heimischen Herd extrahieren. Denn schon bevor Menschen auf die Idee kamen, Cannabis zur Herstellung von Edibles mit Glycerin zu extrahieren, gab es natürlich einfachere Methoden, die Wirkstoffe so zu extrahieren, dass sie zur oralen Aufnahme geeignet sind. Die wohl älteste Methode zur Edible-Produktion ist, die Inhaltsstoffe in pflanzlichen oder tierischen Fetten zu lösen.

Cannabinoide sind lipophil, das heißt, sie lösen sich in Fetten (und auch in Alkohol, siehe folgenden Abschnitt). Deshalb ist auch das Ausziehen von Schnittresten, Hanfblättern, Gras und Haschisch in Butter, Margarine und Öl eine funktionable Methode der Cannabis-Extraktion. Das Resultat eines solchen Vorgangs ist schließlich eine psychoaktive **Cannabisbutter, Cannabismargarine** oder ein aktives **Cannabisöl.** Diese Produkte können dann in der Küche für die Zubereitung von psychotropen Lebensmitteln dienen.

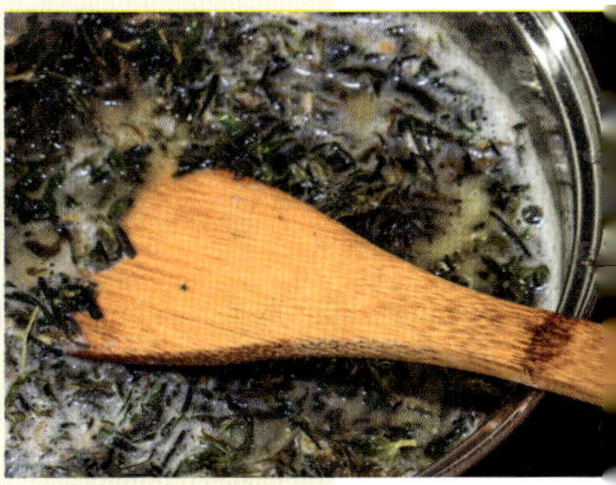

Um eine **Cannabisbutter** herzustellen, braucht es nicht viel: Man lässt sein zuvor decarboxyliertes, gemahlenes Cannabis für etwa 15 Minuten in der flüssigen Butter auf 85 °C köcheln, seiht anschließend ab – und fertig ist die Cannabisbutter.

Es gibt auch Varianten, bei denen das Cannabismaterial über zwölf Stunden lang in dem Fett belassen und so über einen längeren Zeitraum ausgezogen wird. Diese Methode ist jedoch nur für jene relevant, die einen besonders schonenden Auszug des Pflanzenmaterials wünschen, zum Beispiel, wenn sie es primär auf die Extraktion des Cannabinoids Cannabidiol (CBD) abgesehen haben.

Will man einfach eine THC-haltige Butter, so genügen 15 Minuten (manche Autoren empfehlen gar nur 5 bis 10 Minuten) bei 85 °C.

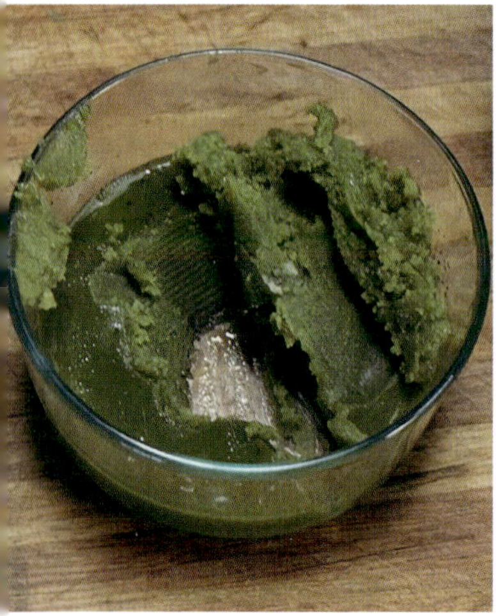

Cannabisbutter

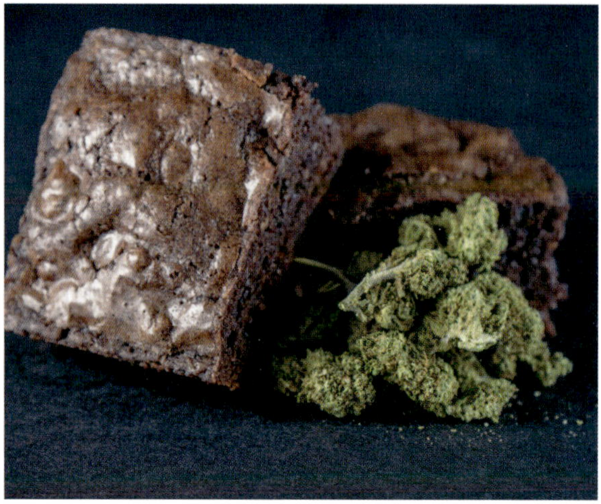

Der Klassiker: Cannabis-Brownies.

Nach dem Abfiltern des Pflanzenmaterials kann man die Butter portionieren und eingefrieren und künftig wie normale Butter in der Küche verwenden. **Vorsicht:** Die damit zubereiteten Lebensmittel sind, je nach Potenz der Butter, psychoaktiv und nicht für alle geeignet.

Sonderfall: Saftextraktion aus Rohcannabis

In den USA schwören einige Cannabis-Patienten auf eine Extraktionsmethode, mit der die psychoaktive Wirkung auch bei hohen Wirkstoffdosen minimiert werden kann. Hier dient die frische statt der getrockneten Pflanze als Ausgangsmaterial. Im Presssaft der rohen Pflanzen liegen vornehmlich die Säureformen der Cannabinoide vor. Diese würden sich im Laufe des Produktionsprozesses zur Herstellung von Cannabis durch Decarboxylierung (Reaktion der Moleküle mit Sauerstoff) in ihre aktiven Formen umwandeln (THCA = THC-Säure wird zu THC, CBDA = CBD-Säure wird zu CBD usw.) Da dieser Prozess noch nicht stattgefunden

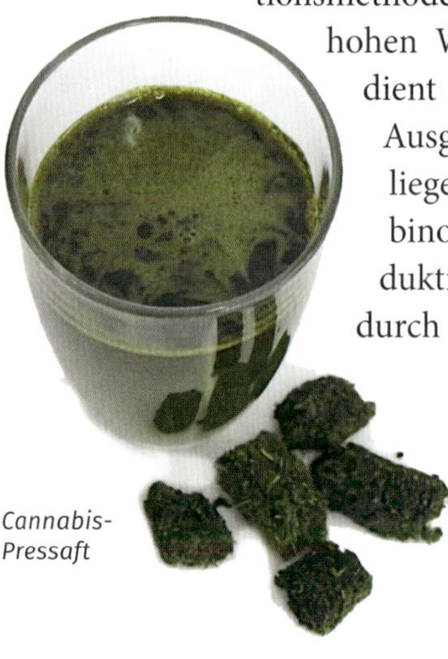

Cannabis-Pressaft

hat, ist der Presssaft frischer Pflanzen viel weniger psychoaktiv als Extrakte aus getrockneten Pflanzen.

Von Patienten, die die psychoaktive Wirkung nicht vertragen, wird dann meist der Saft der frisch gepressten Cannabispflanzen getrunken oder verarbeitet. Das Pressen der Rohpflanze kann als urtümliche Extraktion im eigentlichem Sinne betrachtet werden, weil ein Element der Pflanze, in diesem Fall der Saft, aus dieser herausgelöst und von ihr abgetrennt wird.

Nicht für jeden gut: alkoholische Extrakte

Mithilfe des Alkohols als Lösungsmittel werden die Cannabinoide und andere Wirkstoffe aus der Cannabispflanze ausgezogen, also extrahiert, und können in diesem Medium entsprechend lange gelagert werden, insbesondere, wenn der Alkoholextrakt in einer dunklen Flasche (Braun- oder Grünglas) aufbewahrt wird.

Die Herstellung von **alkoholischen Cannabis-Extrakten** wurde bis vor wenigen Jahrzehnten sogar noch in Lehrbüchern für Pharmazeuten und Apothekerhandbüchern beschrieben. Ein Beispiel:

> Wie im *Ergänzungsbuch zum Deutschen Arzneibuch* (Stuttgart, Deutscher Apotheker-Verlag) von 1953 vermerkt, gibt man zur Herstellung eines Cannabis-Extrakts einen Teil pulverisierten Hanfkrauts, also Blüten und gegebenenfalls Blätter, auf fünf Teile Weingeist.
>
> Das Gemisch wird bei Zimmertemperatur für sechs Tage an dunklem Orte gelagert, es empfiehlt sich, das Gefäß jeden Tag mehrmals zu schütteln, um möglichst alle Stoffe aus dem Pflanzenmaterial zu lösen. Anschließend das Pflanzenmaterial noch auspressen. Den nun verbleibenden Rückstand reichern wir wiederum mit fünf Teilen Weingeist an und ziehen das Ganze abermals drei Tage lang aus. Zitat aus dem Apothekerbuch:
>
> *»Beide Auszüge werden vereinigt, nach dem Absetzen filtriert und zu einem dicken Extrakt eingedampft. Indischhanfextrakt ist dunkelgrün, in Wasser unlöslich, löslich in Weingeist und Kollodium«* (Seite 124). Als maximale Einzeldosis wird 0,1 Gramm angegeben, als maximale Tagesdosis 0,3 Gramm und als mittlere Einzeldosis (innerlich) 0,03 Gramm.

Auch eine **Tinktur** ist leicht und gefahrlos zu Hause herzustellen und kann zum Beispiel von Cannabispatienten genutzt werden.

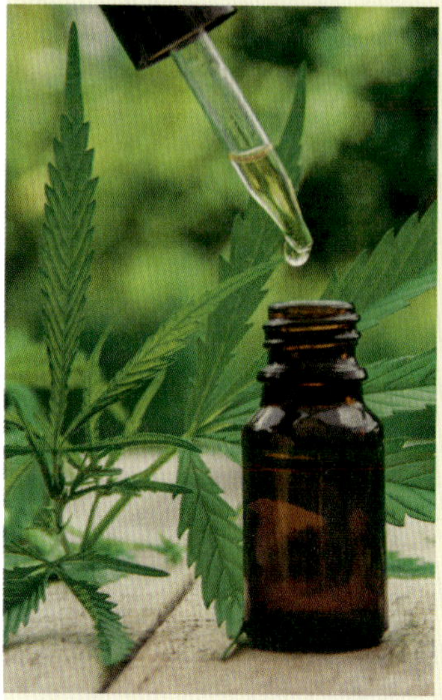

Dazu benötigt man nur hochprozentigen Alkohol (38 bis 40 Volumenprozent), Doppelkorn oder Wodka etwa, in den man auf den halben Liter bis zu 80 Gramm Schnittreste oder ungefähr 25 bis 50 Gramm Cannabis-Blüten oder 10 bis 20 Gramm Haschisch (je nach Potenz des Ausgangsmaterials) einlegen kann.

Das Ganze kommt in ein möglichst braunes und gut verschließbares Glasgefäß und wird für eine Woche im Kühlschrank aufbewahrt. Das Gefäß sollte mindestens dreimal täglich durchgeschüttelt werden.

Nach einer Woche siebt man das Pflanzenmaterial aus dem Alkohol und hat die fertige Tinktur vorliegen, die nun in Pipettenfläschchen oder ähnliches abgefüllt werden kann.

Im Schweizer Apothekerbuch *Pharmacopoea Helvetica* wurde schon 1893 eine Rezeptur für eine »Indische Hanftinctur – Tinctura Cannabis indicae« beschrieben: Dafür sollen zwanzig Teile des indischen Hanfs mit sechs Teilen Weingeist versetzt und »in einen Percolator gebracht und mit Weingeist erschöpft« werden.

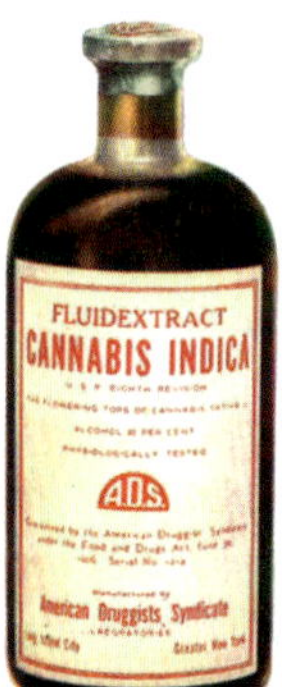

Historische Cannabistinktur

»Das Gewicht des Percolates betrage hundert Teile. Klare, dunkelgrüne Flüssigkeit von eigentümlichem, betäubendem Geruche und schwach bitterem Geschmacke, mit gleichviel Wasser eine milchige Mischung gebend. Vorsichtig aufzubewahren«.

Aufgepasst: Bei den historischen Dosierungsangaben ist man von weniger potentem Weed ausgegangen als heutzutage. Cannabis aus Indoor-Zucht enthält heute mehr THC als der Indische Hanf und ist mit einem THC-Gehalt zwischen 15 und 30 Prozent ungefähr so stark wie das Haschisch von damals. Wie man Cannabis-Extrakte bei oralem Konsum am besten dosiert, ist auf Seite 120 nachzulesen.

Spitzfindig: Extrakte auf Lecithinbasis

Es gibt Produkte, die die Herstellung eines gut wirksamen Cannabis-Extrakts ermöglichen und die lipophilen (fettlöslichen) Cannabiswirkstoffe in eine wasserlösliche Form überführen. Der Fachhandel bietet derzeit mehrere Lecithin-Alkohol-Mischungen an, um aus Cannabiswirkstoffen eine Emulsion zu bilden, die dann wasserlöslich ist.. Die kann dann in allen möglichen Speisen, Getränken sowie in anderen Formen für die orale Aufnahme verwendet werden.

Zur kurzen Erklärung: Es gibt Stoffe, die – vereinfacht ausgedrückt – die **Wasserlöslichkeit von lipophilen Verbindungen** erhöhen. Lecithin ist so ein Stoff. Auch Polysorbat 80 (ein Emulgator, der beispielsweise für die Herstellung von Speiseeis verwendet wird) eignet sich zur Herstellung cannabinoider Emulsionen.

Um nun einen solchen Extrakt herzustellen, benötigt man neben dem Cannabis eine hochprozentige Spirituose – wie zum Beispiel Alkohol aus der Apotheke – und Lecithin.

Eine mögliche Rezeptur besteht aus Alkohol (70% Vol.) aus der Apotheke, Lecithin (zum Beispiel Sojalecithin-Granulat oder flüssigem Lecithin aus der Apotheke oder dem Reformhaus) und einem Cannabisprodukt.

Ein Esslöffel des Lecithins wird mit 50 Millilitern Alkohol vermischt. Das Gemisch sollte dann ungefähr 24 Stunden ziehen. Am besten mindestens einen Tag lang warten, bis der hochprozentige Schnaps eine bernsteinfarbene Färbung angenommen hat.

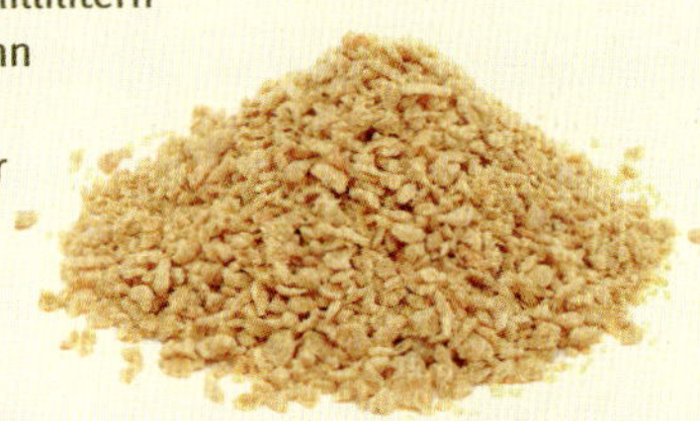

Sojalecithin-Granulat

Dann wird etwa 1 Gramm Gras in ungefähr 40 Millilitern der Lösung eingelegt, um das Ganze bei Zimmertemperatur erneut zwischen etwa 7 und 12 Stunden ruhen zu lassen.

Anschließend wird das Cannabismaterial abgefiltert, und das Extrakt ist fertig. Manche verwenden auch einfach statt des reinen Lecithins handelsübliche Stärkungsmittel auf Lecithinbasis. Diese enthalten zwar neben dem Lecithin zusätzliche Inhaltsstoffe, trotzdem funktioniert die Methode damit genauso.

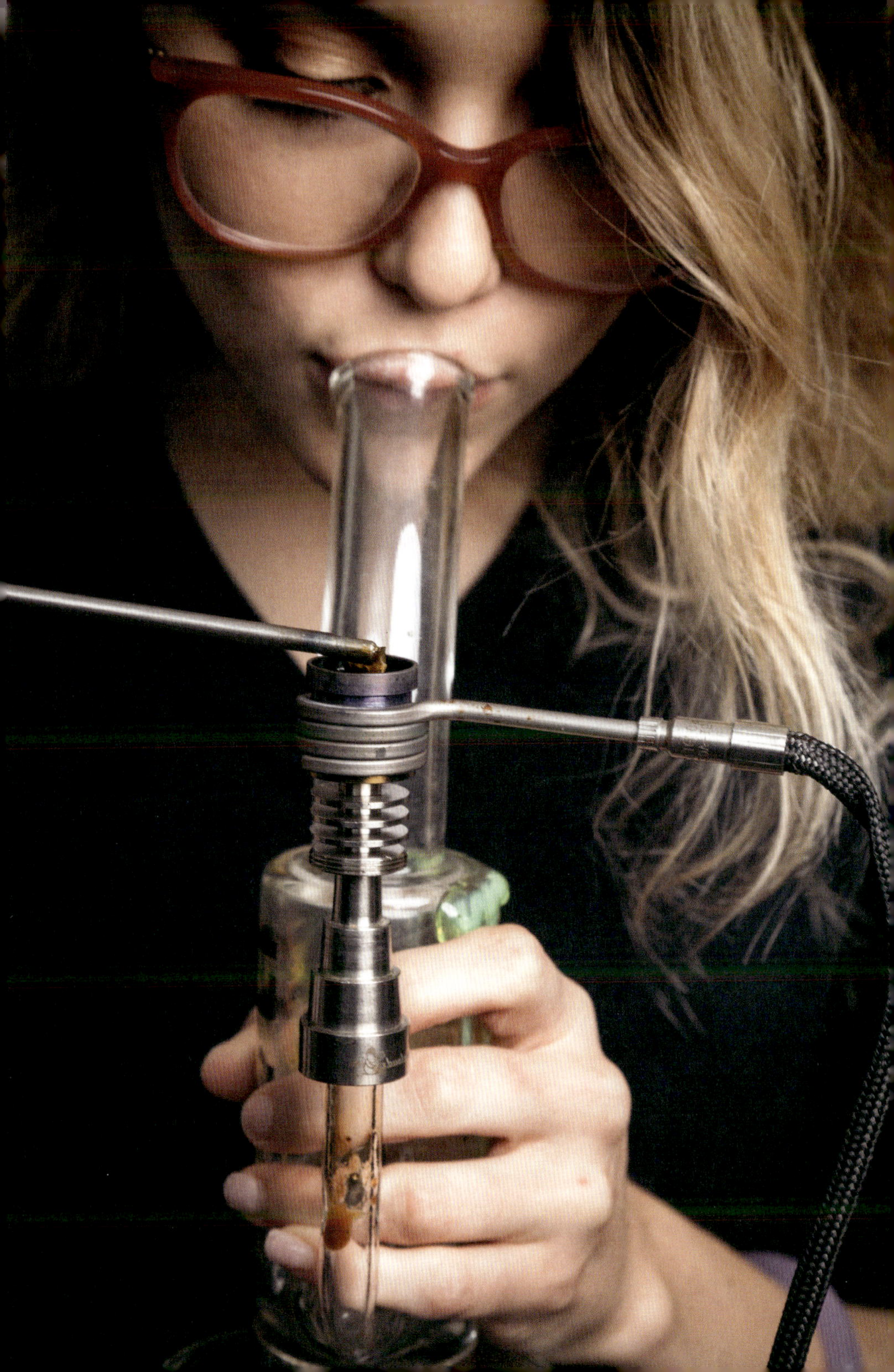

KAPITEL 14

Genießen statt Ballern: Extrakte konsumieren

Bevor ich auf den Konsum von Cannabis-Extrakten eingehe, muss ich eine Warnung aussprechen. Extrakte sind meist um ein Vielfaches potenter als die natürlichen Darreichungsformen. Man kann mit einem Zug am Dab Rig oder auch am Vaporisator so viel THC auf einmal inhalieren, wie in so manchem mittelstarkem Joint enthalten ist. Deshalb ist die Gefahr einer **Überdosierung** beim Konsum von Extrakten ungleich höher.

Besonders für unerfahrene User oder in Gegenden, in denen Konzentrate immer noch illegal und somit nicht etikettiert sind, kann schon ein Zug zu viel ungeahnte Folgen haben. Deshalb gilt es bei der Dosierung, extrem vorsichtig zu sein und sich mit sehr kleinen Dosen langsam an die gewünschten Effekte heranzutasten.

Fühlt man sich trotz aller Vorsicht unwohl, sind folgende Tipps hilfreich:

- **Ruhe bewahren:** Wird es zu viel, hat man oft das Gefühl zu sterben. Das ist charakteristisch für eine Cannabis-Überdosierung, aber bislang noch nie vorgekommen. Es kann helfen, diese Tatsache vorab nüchtern zu verinnerlichen und sie sich während des unangenehmen Rausches immer wieder ins getrübte Bewusstsein zu rufen.
- **Den Betroffenen beruhigen:** Außenstehende sollten beruhigend auf die Person einwirken und sie immer wieder darauf hinweisen, dass zu viel Gras nicht tödlich wirkt und der Zustand in ein paar Stunden vorüber ist.
- **Kohlehydratspeicher füllen:** Cannabis beeinflusst den Blutzuckerspiegel. Sollten Symptome eines niedrigen Blutzuckerspiegels wie Schwäche oder Übelkeit sofort nach dem Cannabis-Konsum auftreten, schaffen kohlenhydrathaltige Lebensmittel schnelle und wirkungsvolle Abhilfe.

- **CBD bereithalten:** Englische Forscher haben herausgefunden, dass das THC-CBD-Verhältnis großen Einfluss auf eventuell auftretende psychische Probleme von Usern hat. Auch erste Studien unterstützen diese Theorie. Ich habe selbst gesehen, wie ein schwitzender, ängstlicher und desorientierter Tourist in einem holländischen Coffeeshop von einem meiner Begleiter ein paar Tropfen CBD-Öl verabreicht bekam und 20 Minuten später noch ein wenig angeschlagen, aber beschwerdefrei war.
- **Auf Wunsch einen Arzt konsultieren:** Möchte die/der Betroffene trotzdem in ärztliche Behandlung, sollte man dem Wunsch entsprechen. Die ärztliche Schweigepflicht gilt unabhängig vom gesetzlichen Status von Cannabis.

Der Öl-Joint ist Geschichte

Die ersten Extrakte wurden einfach auf eine mit kleinen Löchern versehene Zigarette geträufelt und als Öl-Joint geraucht. Bestenfalls wurde ein Joint mit ein paar Tropfen Extrakt auf gefühlte 2 Gramm Tabak gebaut. Doch das Mischen von hochwertigen Cannabis-Konzentraten mit Tabak lässt sich mit dem Panschen eines edlen Tropfens mit Cola oder Limo vergleichen. Cannabis-Extrakte müssen pur genossen werden! So wurde die »Öltüte« mittlerweile durch gesündere und aromatischere Applikationsformen abgelöst.

Essen oder Trinken

Beim Essen oder Trinken werden die Extrakte einfach mit Lebensmitteln vermischt. Dazu müssen die Extrakte oder das Ausgangsmaterial vorher aktiviert (decarboxyliert) worden sein.

Da die Wirkung bei der oralen Aufnahme verzögert eintritt, sollten Unerfahrene mit der Dosierung sehr vorsichtig sein. Die Tabelle auf Seite 120 enthält Richtwerte zur Dosierung. Dafür ist es allerdings wichtig zu wissen, wie viel Wirkstoff das verwendete Extrakt enthält. Das steht bei legal verkauften Extrakten auf dem Etikett.

Bei illegalen Extrakten müssen Cannasseure meist schätzen, wie potent die Früchte der Extraktion sind. **Die wichtigste Regel lautet: *Start low, go slow!***

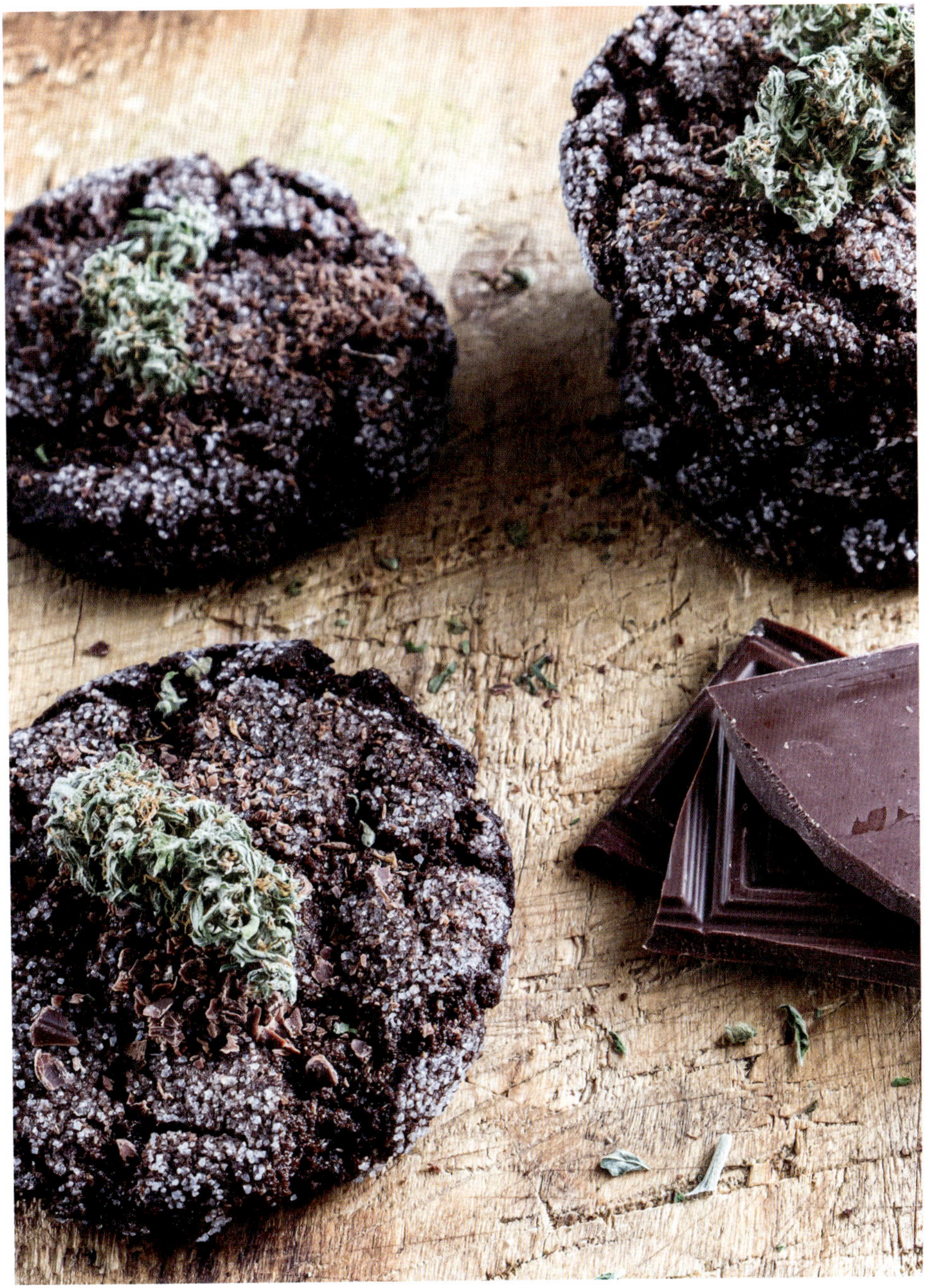

Die Cannabis-Cookies sehen lecker aus – Unerfahrene sollten dennoch nur vorsichtig davon naschen.

THC: Dosis und Wirkung

Um Cannabis-Extrakte genau dosieren zu können, muss deren Wirkstoffgehalt bekannt sein. Das ist allerdings fast ausschließlich bei legal produzierten Konzentraten der Fall. Bei selbst hergestellten Extrakten oder solchen vom Schwarzmarkt kann man den THC-Gehalt allenfalls schätzen.

2 mg .... Auch User mit niedriger Toleranz werden kaum beeinflusst. Es tritt ein leichter Entspannungseffekt ein. Regelmäßige Nutzer oder Patienten spüren nichts.

2,5 mg .... Bei Gelegenheitsnutzern ist ein leichter psychoaktiver Effekt zu spüren, wie ein leichter Alkoholschwips ohne Ausfallerscheinungen. Regelmäßige Nutzer oder Patienten spüren wenig bis gar nichts.

5 mg .... Bei Gelegenheitsnutzern tritt hier bereits eine spürbar psychoaktive Wirkung ein. Das typische Cannabis-High, vergleichbar mit dem Konsum eines üblichen Joints bei Gelegenheitsnutzern. Regelmäßige Nutzer oder Patienten merken hier wenig.

10 mg .... Bei Gelegenheitsnutzern wirkt diese Dosis stark. Lachanfälle, ein sehr trockener Mund und Heißhunger auf Süßes sowie Fettiges gelten als typische Symptome. Regelmäßige Nutzer oder Patienten fühlen sich leicht entspannt, ohne ein intensives High zu verspüren.

15 mg .... Für Gelegenheitskonsumenten oft schon zu viel. Sie berichten von einem sehr starken High, das oft mit unangenehm empfundenen psychischen Nebenwirkungen wie Panikattacken oder Verwirrtheit einhergeht. Für geübte Konsumenten sind 15 mg eine beliebte Standarddosis mit einer sanft psychoaktiven, entspannenden und beruhigenden Wirkung.

20 mg .... Gelegenheitskonsumenten empfinden diese Dosis meist als zu stark. Regelmäßige User berichten von starken psychoaktiven Effekten. Effekte wie Heißhunger, Lachanfälle und ein trockener Mund werden oft als angenehm empfunden, wobei Paranoia oder eine zu starke Emotionalität während des Rausches oft als unangenehm wahrgenommen werden.

Ab 25 mg .... Auch regelmäßige User sind von Dosierungen ab 25 mg THC nicht selten überfordert. Sie berichten von Panikattacken, innerer Unruhe und ausgeprägten Angstzuständen (siehe Seite 117).

Über 25 mg ....Sonderfall Cannabis-Patienten: Cannabis-Patienten, die an chronischen Krankheiten leiden und deshalb mehrmals täglich Cannabis konsumieren, haben selbst im Vergleich mit Usern, die zwei, drei oder vier Konsumerlebnisse pro Woche haben, eine sehr hohe Toleranz.

Dosierungen von 30, 50 oder gar 100 mg pro Konsumeinheit sind besonders in der Schmerztherapie keine Seltenheit. Doch solch hohe Dosen sollten nur im Rahmen einer ärztlich begleiteten Cannabis-Therapie zur Anwendung kommen. Grundsätzlich möchte ich hier keine Aussagen zu medizinischen Dosierungen treffen. Das ist ein Terrain, auf dem sich ausschließlich Mediziner und Angehörige anderer Heilberufe bewegen sollten.

Ein Beispiel zur Umrechnung:
Eine Tasse heißer Kakao (0,2 l) soll mit 15 mg THC angereichert werden.

Ausgangslage: Das zu verwendende Konzentrat enthält laut Label
73 Prozent THC. Also enthalten 1000 mg Konzentrat 730 mg THC.
Daraus folgt:
730 mg : 15 mg = 48,7
1000 mg : 48,7 = 20,5 mg

Also bedarf es 20,5 mg dieses Extraktes, um die Tasse Kakao mit den gewünschten 15 mg THC anzureichern.

Vaporisieren

Beim Vaporisieren werden die Inhaltsstoffe mithilfe eines Vaporizers zum Kochen gebracht, verdampfen und werden inhaliert. Je höher die Temperatur gewählt wird, desto mehr Wirkstoff wird mit einem Zug inhaliert. Allerdings steigt mit der Temperatur auch der Schadstoffanteil des Inhalats. Zum Inhalieren von Extrakten wird bei den meisten Modellen ein besonderer Einsatz für die Kräuterkammer benötigt, das so genannte **Ölkissen.** Beim Kauf eines Gerätes sollte man unbedingt auf Qualität achten. Billigware enthält oft Materialien, die bei den hohen Temperaturen ausdünsten und so mit inhaliert werden.

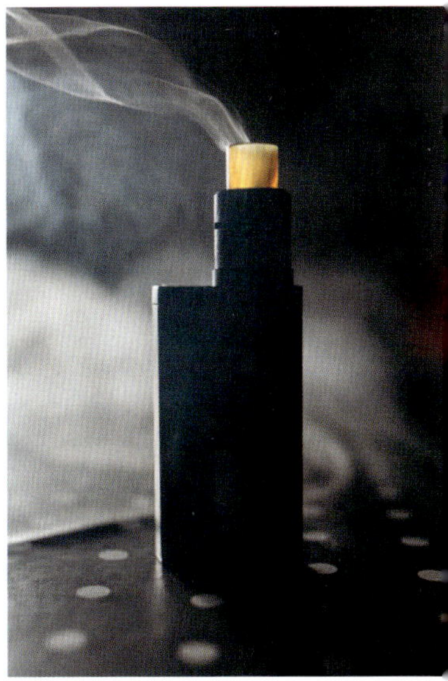

Vaporizer

Der Temperaturbereich, in dem Cannabinoide verdampfen, liegt zwischen 157 und 220 °C. Aufgrund der unterschiedlichen Siedepunkte der

Cannabinoide wirkt Verdampfen je nach Temperatur unterschiedlich. So wird das psychoaktive THC bereits bei 157 °C kochen, während das entspannende THCV erst bei 220 °C verkocht. Der Rest liegt irgendwo dazwischen.

Die Siedepunkte der wichtigsten Cannabinoide

Delta-9-THC	157 °C	euphorisierend und analgetisch (schmerzstillend)
CBD	170 °C	entspannend, anti-psychotisch entzündungshemmend
Delta-8-THC	175 °C	wirkt ähnlich wie Delta-9-THC, aber weniger psychoaktiv.
CBN	185 °C	beruhigend, krampflösend
CBC	220 °C	antimykotisch, entzündungshemmend
THCV	220 °C	krampflösend, soll als Antagonist zu THC wirken

Dabben

Beim **Dabben** werden Extrakte auf einem Titannagel oder in einem Glaskopf (Banger) indirekt erhitzt. Das Inhalat wird durch eine kleine Wasserpfeife, das **Dab Rig,** eingeatmet. Dabben im niedrigen Temperaturbereich ähnelt dem Vaporisieren. Je höher die Temperatur gewählt wird, desto mehr ähnelt es dem Rauchen.

Das typische Dabbing-Setup zum Verdampfen von Konzentraten besteht aus einer Glasbong, einer speziellen Wasserpfeife für Extrakte (Dab Rig) oder einem Kopf (Bubbler, Banger) mit einem Glas- oder Titannagel und einer kuppelförmigen Abdeckung, dem **Dome.** Der Nagel muss aus einem extrem hitzebeständigen Material wie Titan oder Laborglas bestehen. Um die gewünschte Temperatur zu erreichen, wird der Nagel entweder mit einem Jetstream-Feuerzeug oder elektrisch angeheizt.

Tipp: Ich empfehle Unerfahrenen die Verwendung einer elektrischen Heizeinheit, des sogenannten E-Nail. Dieser garantiert eine genaue und fast immer gleichbleibende Temperatur. Beim Anheizen mit einem Jetstream-Feuerzeug ist die Wahl der Temperatur Glücks- oder Gefühlssache.

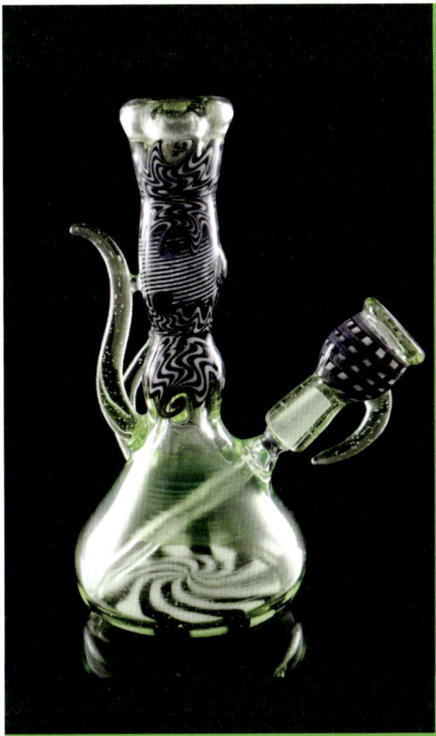

Dabbing-Rigs sind kostbare Kunstwerke.

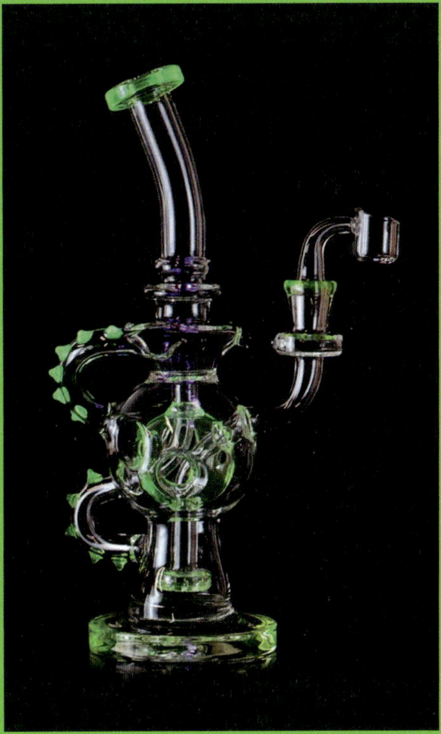

Im Zuge der 710-Bewegung und der Legalisierung von Cannabis hat sich in den USA und Kanada eine Glasbläserkultur entwickelt, die weltweit ihresgleichen sucht. Die bunten **Dabbing-Rigs** sind hochwertig gearbeitete Kunstwerke, die schnell mal mehrere tausend Euro kosten. Kunstliebhaber haben die Glaskunstwerke als Wertanlage entdeckt. Mittlerweile schätzen Insider, dass bereits über 1000 Glasbläser in den USA und Kanada davon leben, hochwertige Pfeifen für Dabbing-Enthusiasten zu blasen.

Dabbing-Temperaturen		
100–160 °C	zu niedrig	Im Bereich bis zu 150 Grad werden nur ein paar flüchtige Monoterpene verdampfen, während THC, CBD & Co. im Inhalat verbleiben.
160–234 °C	Low Temp Dab	Beim so genannten Low Temp Dab schmeckt man die Terpene sehr intensiv heraus. Low Temp Dabs belasten die Lunge ähnlich gering wie das Vaporisieren. Allerdings verbleiben auch Wirkstoffe im Inhalat.
235–310 °C	Medium Temp Dab	Der Geschmack wird kratziger, bei ungeübten Dabbern entsteht Hustenreiz. Die Terpene schmecken weniger intensiv, dafür werden mehr Wirkstoffe aufgenommen. Je näher man den 300 Grad kommt, desto dichter und rauchähnlicher wird der Dampf.
311–480 °C	High Temp Dab	Früher nannte man das Pur-Rauchen, heute heißt es High Temp Dab. Die Terpene schmecken sehr flach und es riecht schon leicht verbrannt. E-Nagel oder Glaskopf werden bereits schwarz. Es entstehen ähnlich viele Schadstoffe wie beim Rauchen.

Achtung! Dabben birgt zwei grundlegende Gefahren:

- **Aufgrund der extrem heißen Geräte besteht hohe Verbrennungsgefahr an Händen und im Gesicht.**
- **Regelmäßiges Dabben steigert aufgrund der potenten Extrakte und des hohen Wirkungsgrads dieser Applikationsform die individuelle Cannabis-Toleranz sehr schnell.**

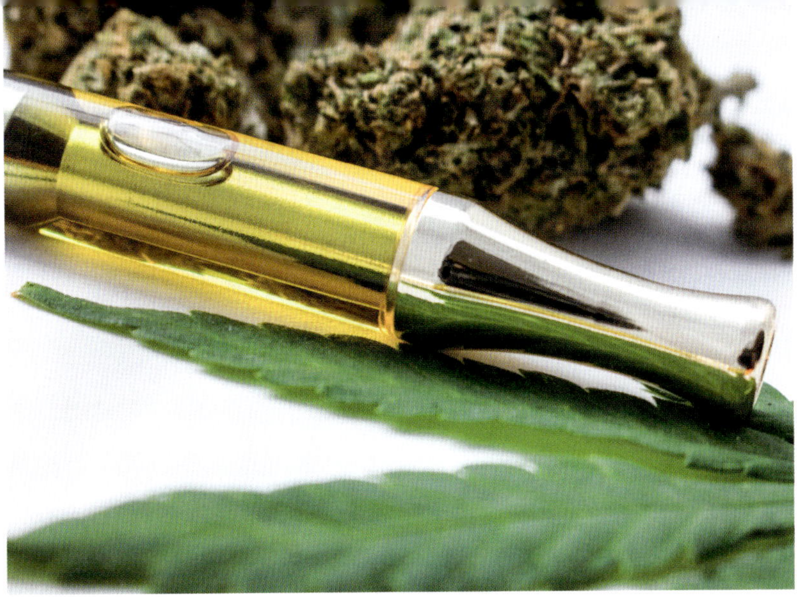

E-Liquid-Cartridge

E-Liquids inhalieren

Konzentrate in Form von **E-Liquids** bilden zusammen mit dem Trägerstoff ein Aerosol, das kurz erwärmt und dann eingeatmet wird. Bei der Inhalation von Aerosolen handelt es sich nicht, wie immer wieder behauptet, um eine andere Form des Vaporisierens. Beim Vaporisieren werden nur die Inhaltsstoffe des Inhalats eingeatmet, während bei E-Liquids auch die Trägerstoffe eingeatmet werden.

Zum Inhalieren von E-Liquids benötigt man eine Patrone (Cartridge), die mit den in Kapitel 13 beschriebenen Komponenten gefüllt ist. Um diese zu betreiben, benötigt man nur noch eine Batterie (ab 10 Euro), die für die Erwärmung sorgt.

Tipp: Der Siedepunkt von Propylenglykol beträgt 188 °C, der von Glycerin 290 °C. Eine 1:1-Mischung beider Stoffe kocht also bei 234 °C. Da der Siedepunkt also vom Mischverhältnis beider Substanzen abhängt, empfehle ich, **temperaturregelbare Akkus** (ab 35 Euro) zu verwenden. So kann man die Temperatur genau auf den Siedepunkt der verwendeten Trägersubstanz einstellen.

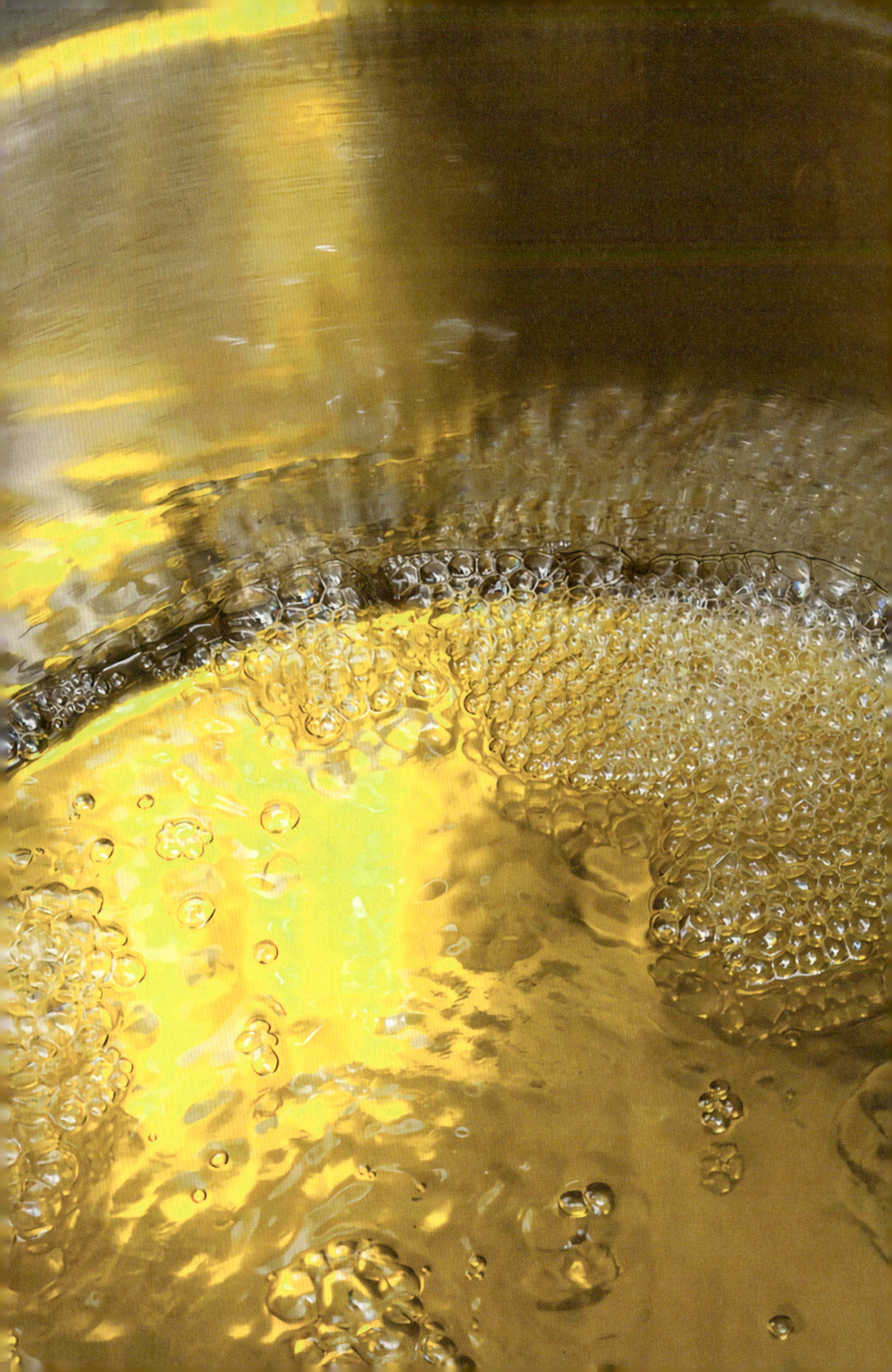

KAPITEL 15
Ganz zum Schluss ein Blick nach vorne

Cannabis mit Wasser extrahieren?

Ich konnte im vergangenen Jahr die Entwicklung eines Hochdruck-Dampfextraktor-Prototypen zur Cannabis-Extraktion begleiten und bin von dem Prinzip sehr überzeugt.

Das mit Abstand sauberste und unbedenklichste Lösungsmittel wäre Wasser. Doch das kocht bereits bei 100 °C. Weil es erst bei 160 °C kocht, würde sich THC bei einer einfachen Wasserdampfdestillation nicht von der Pflanzenmasse lösen. Doch was wäre, wenn das Wasser zuvor auf 250 °C, also auf eine Temperatur, bei der sämtliche Cannabinoide verdampfen, erhitzt würde?

250 °C, heißer Wasserdampf würde die Cannabinoide zum Kochen und Verdampfen bringen. Beim Erkalten würde der Dampf umgehend kondensieren und die wasserunlöslichen Cannabinoide würden ausfallen, um dann in Reinform vorzuliegen. Das Problem besteht darin, Wasser auf 250 °C zu erhitzen, um den Dampf danach noch ohne Temperaturverlust durch das Pflanzenmaterial zu leiten. Allein zum Erhitzen bedarf es eines Drucks von fast 40 bar, also dem Fünfzehnfachen eines herkömmlichen Autoreifens. So etwas baut man nicht mal eben schnell im Hobbykeller.

Leider hat der Erbauer dieses Prototyps seinen Sponsor, der die Entwicklung eines solchen Hochdruck-Dampfextraktors zur Extraktion großer CBD-Mengen finanziell unterstützt hatte, vor kurzem verloren und das Projekt ist in der Entwicklungsphase steckengeblieben. Der findige Extraktor hat mich daraufhin gebeten, diese bislang nicht ausgereifte Technik kurz in meinem Buch zu erwähnen, damit andere sie aufgreifen und eventuell weiterentwickeln können.

Wem gehört die Zukunft?

Nach Ansicht des Cannabis-Experten und Kolumnisten der *Denver Post,* Jake Brown, sind Extraktion und Isolation der Anfang eines sehr sterilen Endes:

> »Bis 2030 wird rauchbares Cannabis eine Rarität sein, da Wissenschaftler spezielle Mischungen von Cannabinoiden wie THC und CBD zusammen mit den zugehörigen Terpenen, die dem Cannabis seinen Geschmack verleihen, geschaffen haben werden, die die Blüten genau imitieren. ‚Sie wollen Sour Diesel? Da empfehle ich diesen oder jenen Vape-Pen!' Solch synthetischen Strains werden dann auf den individuellen Geschmack oder auch das Krankheitsbild abgestimmt sein. Nicht anders als in Aldous Huxleys *Schöne Neue Welt.* Statt eines Glases Wein nach der Arbeit könnte jemand ein paar Züge Relax nehmen, bevor er das Abendessen zubereitet. Das gemeinsame Kiffen mit Freunden wird zur Ausnahme, eine individuellere Erfahrung zur Regel werden.«
>
> *www.futureofeverything.io*

Dem widerspreche ich entschieden. Zwar nimmt der Marktanteil von Konzentraten dort, wo sie legal sind, stetig zu. So hatten sie in Kanada 2019 einen Marktanteil von knapp neun Prozent aller Cannabis-Verkäufe. In Kalifornien, der Hochburg der 710-Bewegung, waren es sogar 27 Prozent.

Doch selbst wenn die Entwicklung so rasant weitergeht, ist pflanzliches Cannabis immer noch die günstigste Alternative, um high zu werden oder Schmerzen zu lindern. 1000 Milligramm THC in Form von Extrakten kosten den Konsumenten einfach viel mehr als die gleiche Menge THC in Blütenform – schließlich muss die aufwändige Extraktionsarbeit ordentlich entlohnt werden. Die günstigste Variante einer Substanz wird immer einen beachtlichen Marktanteil (be)halten, selbst wenn immer mehr Cannasseure Hanf in konzentrierter Form vorziehen.

Das letzte Wort …

… in diesem eigentlich ganz und gar unpolitischen Buch dreht sich um das wirtschaftliche und gesellschaftliche Potenzial von Cannabis-Extrakten sowie um das Verbot der Hanfpflanze.

Es kommt nicht oft vor, dass ein neuer Wirtschaftszweig mit Milliardenumsätzen und noch größerem Potenzial quasi über Nacht entsteht. Einige Länder haben bereits erkannt, dass Cannabis eher früher als später seinen Platz in allen westlichen Industriegesellschaften finden wird, die es bislang geächtet haben. Länder, in denen die Politik rechtzeitig die gesetzlichen Grundlagen geschaffen hat, werden an denen, die zu spät gekommen sind, viel Geld verdienen. Diese Länder werden Know-how und Hardware zur Cannabisproduktion exportieren, so wie es Kanada jetzt schon vormacht.

In Österreich und Deutschland und teilweise auch in der Schweiz tut man sich mit einer zeitgemäßen Lösung politisch sehr schwer. So werden zumindest Österreich und Deutschland in Zukunft zu den Ländern gehören, die an Cannabis kein Geld verdienen, sondern Wissen und Waren teuer importieren. Das ist angesichts der historischen Entwicklung von Pflanzenextrakten sehr bedauerlich. Denn Deutschland ist Weltmarktführer bei der Extraktion von Pflanzen. Fast die gesamte Welt kauft bereits das Extrakt des Hanfgewächses Hopfen exklusiv aus deutschen Landen. Zu diesem Zweck haben sich im Norden Bayerns zahlreiche Produzenten von Hopfenextrakt angesiedelt, die das beruhigende Kraut extrahieren und als Hopfen-Pellets zum Bierbrauen in die ganze Welt liefern.

Die Anlagen zur Hopfenextraktion funktionieren genau wie die hier erklärten Systeme zur Cannabis-Extraktion – sie unterscheiden sich bislang nur in ihrer Größe. Besonders Deutschland besäße deshalb das Potenzial und vor allem jetzt schon die Infrastruktur, Weltmarktführer bei der Entwicklung und Produktion von Cannabis-Konzentraten zu werden – allein, der politische Wille fehlt. Versagt die Politik, müssen die Menschen ihr Schicksal eben selbst in die Hand nehmen. Ganz besonders, wenn es um Essenzielles geht.

Glossar

Markus Berger & Michael Knodt

Seit etwa zehn Jahren werden Cannabis-Extrakte – überwiegend in den USA sowie in Mittel- und Südeuropa – mithilfe von speziellen Pfeifen und anderen Utensilien konsumiert. Innerhalb der Szene hat sich mit der Zeit ein eigener Slang entwickelt, eine Art Fachsprache, die Ausdrücke umfasst, die in der Gesellschaft der »konventionellen Kiffer« früher unbekannt waren. Dieses Glossar erfasst die Begriffe, die in der Szene verwendet werden, sowie kurze Erklärungen zu den Rauch- und Verdampfungsgeräten und anderen Hilfsmitteln.

0 oder 00 Zero oder ZeroZero ist die beste Qualität bei marokkanischem Haschisch. Die Produktionsmengen sind so gering, dass marokkanisches Haschisch dieser Qualitätsstufe sehr selten Europa erreicht.

420 Gemeinsames Erkennungsmerkmal, interner Code für Hasch- (sprich: Extrakt-) und Cannabiskonsum.

710 Gemeinsames Erkennungsmerkmal der Dabber in Form von vereinfachter »Zahlensymbolik«. Dreht man die Zahl 710 auf den Kopf, ergibt sich das Wort OIL (zu Deutsch Öl).

Absolute Extrakte → **Konzentrate,** die nach dem → **Purgen** und der → **Winterization** als ganz besonders rein gelten.

Alkohol/e	Alkohol wurde bereits vor 100 Jahren von Apotheken zur Cannabis-Extraktion genutzt. Am besten zur Extraktion eignen sich Ethanol und mit Einschränkungen auch Isopropanol.
BHO	Abkürzung für Butane Honey Oil und Butane Hash Oil. Sammelbegriff für Cannabiskonzentrate, die mithilfe des Lösungsmittels Butan aus Cannabisblüten und/oder Haschisch sowie zuweilen aus Ernteresten hergestellt werden. Sie weisen Cannabinoidkonzentrationen (insbesondere THC) von bis zu über 90 Prozent auf.
Blasting	Bezeichnet das Einfüllen von gasförmigem Lösungsmittel (→ Butan, → DME o. ä.) in den → **Extraktor.**
Bubble Bag	Siebbeutel zur Produktion von → **Eishasch.**
Bubble Hash	→ **Eishasch**
Budder/Budda Wax (Earwax/ CocoButter)	Konzentrate, die nach der Extraktion ihre Transparenz verloren haben, nennt man Wax.
Butan	Gas (das klassische Feuerzeuggas), das als Lösungsmittel zum Extrahieren dient. Man unterscheidet zwischen N-Butan und Iso-Butan.

Carb Cap Metallhaube zur Abdichtung von Domeless-Nägeln (siehe → **Dome,** → **Domeless Nail** und → **Nagel**), die einen übermäßigen Luftfluss unterbindet und das Dabben bei niedrigeren Temperaturen möglich macht. Damit wichtiges Hilfsmittel fürs → **Low Temp Dabbing.**

Cartridge Teil des → **VapPens**. Dient als Behältnis für → **E-Liquids.** Nach dem Befüllen mit einem E-Liquid wird die Cartridge mit Batterie und Mundstück verschraubt, um den Inhalt wie eine E-Zigarette zu inhalieren.

Closed Loop Geschlossenes System zur Extraktion von Cannabis mit der Möglichkeit zur Lösungsmittel-Rückgewinnung.

Crumble/Sugar Konzentrat mit ähnlicher Konsistenz wie → **Budder,** ist aber krümelig.

Dab, der Konsumeinheit des Dabbers. Die Menge, die für mindestens einen Zug oder Hit genügt, wird in der Dabbingszene Dab genannt.

Dabben, das (dabben, dabbing) (engl. *to dab* = tupfen) Inhalation von BHO-Konzentraten und ähnlichem Material

Dabber, der/die 1. Person, die Cannabisextrakte mithilfe spezieller → **Oil Pipes,** → **Oil Rigs** und ähnlichem verdampft. 2. → **Nadel,** die beim Dabbing zum Auftragen des → **BHO** auf den → **Nagel** verwendet wird; im Englischen auch Iron (Eisen), Needle (Nadel), Pick (Pickel) und Wand (Stab, auch: Zauberstab) genannt.

Dab Pen / VapePen Handliche Vaporizer in der Art einer E-Zigarette, mit denen ölige Konzentrate verdampft werden können. Siehe auch → **Vaporizer**.

DHO Dimethylether Honey Oil oder Dimethylether Hash Oil. Sammelbegriff für Cannabiskonzentrate, die mithilfe von → **DME** hergestellt wurden.

Diamonds (Diamanten) Cannabinoide in kristalliner Form. Werden zusammen mit → **Terp Sauce** zu Diamonds & Sauce vermischt.

Dimethylether (DME) Lösungsmittel, das im Gegensatz zu Butan eher selten verwendet wird, um Cannabiskonzentrate herzustellen. Derzeit ist der Dexso-Extraktor aus der Schweiz im deutschsprachigen Raum das einzige Gerät, das explizit mit DME arbeitet. Der Vorteil des Dimethylethers gegenüber Butan liegt in der geringeren Explosivität und Giftigkeit.

Dome Glaskuppelaufsatz, der bei speziellen → **Oil Pipes** oder → **Oil Rigs** über den Dabbing-Nagel gestülpt wird, damit der beim Dabben entstehende Vapor sich nicht sofort in der Umgebungsluft verflüchtigt.

Domeless Nail Kuppelloser Nagel, siehe → **Dome** und → **Nagel**.

E-Liquid Um Cannabisextrakte in einer Art E-Zigarette zu verdampfen, müssen sie in Trägerstoffen gelöst werden. Trägerstoffe und Extrakt bilden das Inhalat, das zum Verdampfen als E-Liquid in eine → **Cartridge** abgefüllt wird. Eine spezielle Batterie liefert den benötigten Strom hierzu.

Earwax (engl. für *Ohrenschmalz)* Siehe auch → **Wax**. Wachsartiges BHO-Konzentrat.

Entwachsungssäule Bauteil für eine einfache → **Winterization.**

Erl / Errl US-amerikanischer Slangname für BHO-Konzentrate, Fantasiewort und vermutlich eine Verballhornung des Worts *Oil.*

Extrakt Ein Extrakt ist der Auszug von Wirkstoffen oder wirkstoffhaltigen Bestandteilen aus einem physischen Träger. Im Falle des Cannabis werden die cannabinoidhaltigen Trichome bzw. das ätherische Öl extrahiert. So stellt zum Beispiel schon Haschisch ein Hanfextrakt dar, und zwar eines, das ohne Hilfe von Lösungsmitteln gewonnen wird. BHO und ähnliche Erzeugnisse sind ebenfalls Extrakte, in diesem Fall solche, die mit Lösungsmittel extrahiert wurden.

Extraktor Gerät, mit dem Extrakte hergestellt werden können. Siehe auch → **Honey Bee.**

Flavorbombing Spielart des →**Low Temp Dabbing,** bei der der Dabbing-Nagel gerade so weit erhitzt wird, dass sich die flüchtigen Aromastoffe aus dem ätherischen Öl des Dabs lösen.

Glätteisen Kleines, zangenförmiges Bügeleisensystem mit zwei gegenüberliegenden heizbaren Platten, zwischen denen man wellige und lockige Haare glattbügelt. In der Szene wird ein Glätteisen zur Extraktion kleiner Mengen Weed oder Haschisch verwendet.

Glass Festes BHO-/DHO-/PHO-Extrakt, das von seiner Konsistenz her an Glas erinnert. Siehe auch → **Shatter.**

Hash Oil / Haschöl Sammelbezeichnung für BHO und DHO sowie für die urtümliche Variante des Haschischöls, das mithilfe von Lösungsmitteln wie Chloroform, Naphta, Isopropylalkohol oder anderen hergestellt wird und schon lange vor Aufkommen des Dabbings bekannt war, jedoch vergleichsweise selten im Umlauf und, wie BHO-Extrakte, ziemlich teuer ist. Siehe auch → **Honey Oil.**

Honeycomb Löchriges Extrakt, das optisch an Schweizer Käse erinnert.

HCFSE High-Cannabinoid Full Spectrum Extracts werden sehr schonend produziert und sind sehr potent.

HTFSE High Terpene Full Spectrum Extracts werden sehr schonend produziert und sind sehr aromatisch.

Honey Bee Eigentlich Honey-Bee-Extraktor. Fast schon historisches Gerät für die Herstellung von BHO. Da Löungsmittel Kunststoff angreifen können, werden moderne Extraktionshülsen aus Edelstahl gefertigt.

Honey Oil Anderes Wort für → **Hash Oil** und Haschöl, das aufgrund seiner goldenen Farbe an Honig erinnert.

Ice Hash (Eishasch) Haschisch, das nach dem Schwimm-Sink-Trennverfahren gewonnen wurde.

Jelly Hash Sehr starke Form eines ganz besonders cremigen Haschisch-BHO-Extraktgemischs. Jelly Hash wird häufig aus 25 Prozent BHO und 75 Prozent feinstem Hasch hergestellt. Dabei wird das BHO vorsichtig erhitzt, und die Trichome werden unter ständigem Rühren nach und nach dazugegeben, bis das Gemisch eine geleeartige Konsistenz angenommen hat.

Jet-Feuerzeug Gasbrenner-Feuerzeug in vielen Variationen, das hervorragend zum Erhitzen von Dabbingnägeln und ähnlichem verwendet werden kann. Mit einem einfachen Feuerzeug ist es schwer bis unmöglich, einen → **Nagel** zum Glühen zu bringen. Der Jet Burner leistet hier vorzügliche Dienste. Siehe auch → **Torch.**

John Hammond Deckname für → **BHO-Cannabisextrakte.** John Hammond ist eine Figur im Film *Jurassic Park* (gespielt von Richard Attenborough) und bekannt für den großen runden Bernstein an seinem Gehstock, der aussieht wie ein BHO-Klumpen.

Käsetuch Passiertuch, feinmaschiges Tuch

Live Resin Konzentrat, das aus frischen und schockgefrorenen Cannabisblüten gewonnen wird und viele aromatische Terpene enthält, die dem Konzentrat ein charmantes Aroma verleihen.

Low Temp Dabbing Wie der Name schon sagt, das Dabben mit niedrigeren Temperaturen, um möglichst wenig Wirkstoffe durch die Hitze zu verlieren und um einen milden, aromatischen Vapor zu erzeugen. Um Low Temp Dabbing idealerweise praktizieren zu können, benötigt man einen → **Carb Cap**. Siehe hierzu auch das Stichwort → **Flavorbombing.**

Magnetrührer Digitale Heizplatte zur gradgenauen Erwärmung im Rahmen von Extraktionstechniken. Besteht aus einer Heizplatte und einem Becherglas, in dem mithilfe der Platte ein Magnet zum Rühren bewegt wird.

Marienbad (Bain-Marie) Behältnis zum Warmhalten von Speisen. Wird beim Extrahieren als temperaturgesteuertes Wasserbad zur Reinigung von Konzentraten benötigt.

Moon Rock Extrakte, die in Textur und Form porösem Lavagestein ähneln, nennt man Moon Rocks.

Mystery Oil Verunreinigungen im Lösungsmittel (meist Propan oder Butan), die vor der Extraktion entfernt werden müssen.

Nadel Auch →**Dabber.** Werkzeug, meist aus Titan gefertigt, zum Auftragen von →**BHO** auf den Dabbing-Nagel (nächstes Stichwort). Dabbing-Nadeln gibt es in verschiedenen Ausführungen, zum Beispiel mit löffel-, kugel- oder spachtelartiger Verjüngung und anderen Finessen.

Nagel/Nail Dabbing-Nagel aus Glas, Metall (z.B. Titan) oder Keramik, an dessen oberem Ende sich eine kleine Pfanne befindet und der sehr stark, häufig bis zum Glühen, erhitzt wird, um anschließend BHO-Konzentrate mit der →**Nadel** (dem →**Dabber**) darauf zu verdampfen. An →**Oil Rigs** und anderen Dabbing-Pfeifen wird der Dabbing-Nagel anstatt eines Pfeifenkopfs zum Beispiel in den Schliff gesteckt. Dabbing-Nägel gibt es in verschiedenen Ausführungen als Aufsätze für diverse Pfeifensysteme und sowohl mit als auch ohne →**Dome** (→ **Domeless Nail,** kuppelloser Nagel).

Nonsolvent (engl. für *lösungsmittelfrei*) → **Extrakte,** die ohne Hilfe von Lösungsmitteln hergestellt werden, zum Beispiel Kief, →**Rosin-Extrakte** und Haschisch-Sorten. Siehe auch →**Solvent.**

Nug Run BHO-Extraktion, die ausschließlich mit hochwertigem Blütenmaterial durchgeführt wird und hochpotente, reinste Konzentrate ergibt.

Öl-Matten (Oil Mats, Oil Slicks) Spezielle Slick-Matten aus → **Silikon,** die dem Abwischen von Dabbingnägeln und ähnlichem dienen, um nicht wertvolle Ölrückstände zu verlieren, sondern sie vielmehr darauf zu sammeln. Da alle Öle von dem Silikon leicht ablösbar sind, vereinfacht eine Oil Mat die Anwendung.

Oil Englische Vokabel für Öl. In der Szene oft synonym für BHO, DHO und Haschöl verwendet. Siehe dazu auch → **710.**

Oil Pipe (engl. für *Ölpfeife*) Dabbing-»Rauch«-Gerät bzw. Verdampfer. Kommt entweder in Form einer Handpfeife oder als Bongmodell (→ **Oil Rig**) daher und unterscheidet sich vom klassischen Paraphernalium durch den Kopf. Die Oil Pipe ist nicht mit einem Shillum- oder Pfeifenkopf, ausgestattet, sondern mit einem Dabbing-Nagel, den wiederum meist ein sogenannter → **Dome** (Glaskuppel) umgibt. Inzwischen gibt es auch spezielle Aufsätze und Zubehörteile, mit denen man eine normale Pfeife/Wasserpfeife oder einen Vaporizer für den Einsatz von Ölen umrüsten kann. Siehe dazu auch das folgende Stichwort zur speziellen → **Oil Rig.**

Oil Rig/ Oil Bubbler (engl. für *Ölbohrinsel*) Auch → **Dab Rig.** Spezielle Dabbing-Bong, die mit einem Dabbing-Nagel und meistens mit → **Dome** ausgestattet ist. Siehe auch → **Oil Pipes.**

Open Blast Offene Extraktion mit Lösungsmitteln, bei der hohe Brand- und Explosionsgefahr besteht.

PHO Mit Propan extrahiertes Konzentrat.

Purging Um ein besonders reines BHO-Extrakt zu erhalten, reinigen manche Produzenten ihr Konzentrat mit einer Vakuumpumpe. Diesen Vorgang nennt man Purging.

Reclaiming (engl. für *Zurückgewinnung*). Die Rückgewinnung von Anhaftungen öliger Rückstände in einer → **Oil Pipe** mittels Alkohol. Das kondensierte BHO kann mit hochprozentigem Alkohol von den Glaswänden der Pfeife gelöst und durch Eindampfung wieder zum Dab verarbeitet werden. Es resultiert allerdings eine mindere Qualität, die zum Beispiel zum → **Seasoning** verwendet werden kann.

Reclaim-Pumpe Pumpe zum Bewegen und zur Rückgewinnung des Lösungsmittel in einem → **Closed Loop.**

Rosin Bag Spezielle Nylon- oder Edelstahltüte, die zum Pressen von Rosin Hash verwendet wird.

Rosin-Technik (engl. *rosin* für *Harz, Kolophonium*) Die Herstellung von öligem Cannabiskonzentrat mithilfe eines → **Glätteisens.** Moderne und ergiebigere Varianten der Rosin-Technik funktionieren nach der selben Methode mit Oliven- und T-Shirtpressen und ähnlicher Technik.

Rosin Press Mechanische oder elektrische Pressvorrichtung mit Temperaturregelung zur Herstellung von Rosin Hasch.

Sap (→ Sauce) Sap ist ein transparentes, weiches, viskoses, klebriges, biegsames und sehr öliges Konzentrat.

Scraper Spezielles Kratzwerkzeug aus Edelstahl mit Silikon-Enden für den erleichterten Umgang mit klebrigen und öligen BHO.

Scraping Bezeichnet den Vorgang des Abkratzens von extrahiertem Öl von einer Unterlage. BHO und ähnliche Erzeugnisse können mit einem **→ Dabber**, also einer **→ Nadel,** mit dem **→ Scraper** oder auch mit einer Rasierklinge oder ähnlichem »gescraped« werden. Siehe dazu auch **→ Glätteisen.**

Seasoning a Nail So wie man bei einem neu gekauften Waffeleisen die erste gebackene Waffel verwerfen sollte, um zu verhindern, dass Produktionsrückstände im Gebäck zu finden sind, so muss auch ein **→ Nagel** erst einmal »eingeritten« werden. Dieser Vorgang nennt sich im Englischen *Seasoning a Nail.* Dabei kann, wie beim Waffeleisen, einfach der erste Dab verworfen werden, siehe dazu **→ Reclaiming.** Es ist aber auch möglich, den Nagel zu erhitzen und anschließend mit Wasser abzuschrecken.

Shatter (engl. für *zersplittern, zerbrechen*) Festes BHO-/DHO-Extrakt, das von seiner Konsistenz her an Glas erinnert. Zerbricht nach Extraktion und Verdampfung des Lösungsmittels häufig beim Entfernen von der Unterlage in Scherben. Daher der Name. Shatter ist eine sehr starke Form eines BHO-Extrakts. Siehe auch → **Glass.**

Simmertopf Topf mit Temperaturanzeige zur Herstellung eines Wasserbads. Wird beim Extrahieren als temperaturgesteuertes Wasserbad zur Reinigung von Konzentraten benötigt.

Snap'n'Pull Sieht aus wie → **Shatter,** ist aber biegsam und dehnbar.

Silikon Silikon ist das Zauberwort im Umgang mit klebrigen Ölen und BHO. Weil jegliches Öl von einer Silikonschicht wieder gut und rückstandsfrei abgekratzt werden kann, sind die Hersteller der Branche dazu übergegangen, Unterlagen, Döschen und diverse andere Behältnisse sowie → **Öl-Matten** aus lebensmittelechtem Silikon herzustellen.

Solvent (engl. für *Lösungsmittel*) → Extrakte, die mithilfe von Lösungsmitteln hergestellt werden, zum Beispiel → **BHO** und → **DHO.** Siehe auch das Gegenteil → **Nonsolvent.**

Superkritisch Super- oder auch überkritisch beschreibt den Aggregatzustand des Lösungsmittels CO_2 mit dem besten Lösevermögen. Der liegt zwischen gasförmig und flüssig und wird nur durch extrem hohen Druck erreicht.

Terp-Sauce Hocharomatisches Konzentrat mit hohem Terpenanteil. Wird meist mit → **Diamonds** gemischt.

Torch Handlicher Gasbrenner zum Erhitzen des Dabbing-Nagels. Siehe dazu auch → **Jet-Feuerzeug.**

Torching Vorgang der Erhitzung des Dabbing-Nagels.

Vakuumkammer Behälter aus Glas oder Edelstahl, in dem mithilfe einer → **Reclaim-Pumpe** ein Vakuum zur Reinigung des Extrakts erzeugt werden kann.

Vakuumofen Gradgenau regelbarer Ofen, in dem ein Vakuum zur Reinigung des Extrakts erzeugt werden kann.

Vaporizer Gerät, mit dem Pflanzenmaterial und Pflanzenextrakte verdampft werden, häufig in verschiedenen Pfeifenformen. Dabei handelt es sich beim Vaporisieren um einen Vorgang, bei dem das Material nicht verbrannt, sondern lediglich erhitzt wird, und zwar so lange, bis die enthaltenen Wirkstoffe des Pflanzenmaterials sich in Form einer Dampfwolke (Inhalat) lösen und inhaliert werden können. Potenziell gesünder als Rauchen, weil keine Verbrennung stattfindet und deshalb auch keine Ruß- und Teerpartikel in die Lunge gelangen.

Water Hash Siehe → **Ice Hash.**

Wax Auch → **Earwax** (engl. *Ohrenschmalz*). BHO von wachsartiger Konsistenz.

Winterization Prozess zum Herausfiltern von Wachsen und Ölen. Kann mithilfe von Alkohol oder einer → **Entwachsungssäule** durchgeführt werden.

Zero-Hasch Hochpotentes Hasch aus Marokko → **0.**

ZeroZero-Hasch Hochpotentes Hasch aus Marokko → **00.**

Literatur

Bentley, William (2018): THC Medicinal Cannabis Oil Extraction: Strains, Methods, Uses, Dosage, and Application. Selbstverlag

Berger, Markus (2019): Leben mit Cannabis. Solothurn: Nachtschatten Verlag

Chemat, Farid und Maryline Abert Vian (2018): Alternative Solvents for Natural Products Extraction. Springer Verlag

Dominguez, Herminia und Maria Gonzalez Munoz (2017): Water Extraction of Bioactive Compounds: From Plants to Drug Development. Amsterdam: Elsevier

Grotenhermen, Franjo, Markus Berger und Kathrin Gebhardt (2015): Cannabidiol (CBD). Solothurn: Nachtschatten Verlag

N.N. (1953): Ergänzungsbuch zum Deutschen Arzneibuch. Stuttgart: Deutscher Apotheker-Verlag

Rosenthal, Ed (2014): Beyond Buds – Marijuana Extracts: Hash, Vaping, Dabbing, Edibles and Medicines. Quick American Publishing

Ruano, Javier und Jak de Sostoa (2016): Extracciones Cannábicas/ Cannabis Extractions. Barcelona: Cáñamo Ediciones

Stahl, Egon, Karl-Werner Quirin und Dieter Gerard (1987): Verdichtete Gase zur Extraktion und Raffination. Springer Verlag

Tallon, S., Moreno, T., Montanes, F. und Watson, M. (2018): Extraction and fractionation of cannabinoids from 'cannabis sativa'. Chemeca 2018. – https://search.informit.com.au/documentSummary;dn=046178207594406;res=IELENG

Der Autor

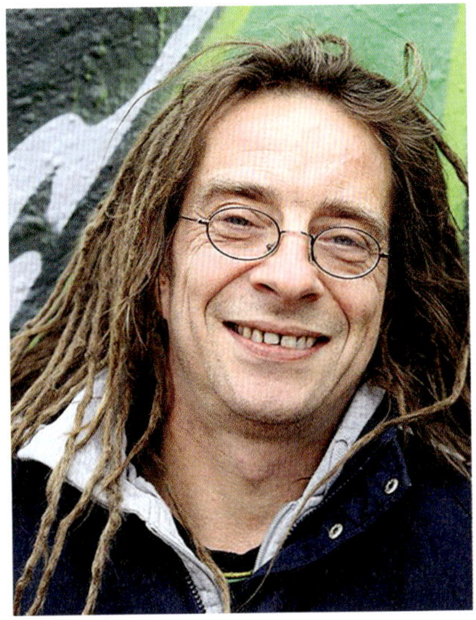

Michael Knodt wurde 1968 in Nordhessen geboren und lebt seit 1990 in Berlin. Knodt ist freier Fachjournalist mit den Schwerpunktthemen Hanf, Cannabis und Drogenpolitik. Er schreibt seit vielen Jahren für verschiedene deutsch- und englischsprachige Magazine, wie zum Beispiel für *Vice* und das *Hanf Magazin,* sowie für viele andere Print- und Onlinemedien. Außerdem war er über Jahre Chefredakteur des Hanf Journals und wurde unter anderem durch seine diversen Youtube-Formate bekannt; er ist das Gesicht von *Micha,* dem beliebten deutschen Youtube-Kanal zum Thema Cannabis und Cannabis-Verbot.

Bildnachweis

19, 21, 23, 29, 31, 33, 35, 36, 39, 40, 44, 45, 47, 48, 53, 54, 57, 59, 73, 75, 77, 82, 85, 86, 99, 104, 110, 111, 114, 115, 119, 121: Bilder vom Autor / aus dem Archiv des Autors • 125: Adobe Stock • 54, 61, 68, 71, 73, 89, 102, 89, 116, 126: DabselPhoto/dabsel.com • 28: Mipresson/Wikimedia • 112: Cannabis Training University/ Wikimedia • 105, 109: Wikimedia • 27, 70, 71, 74, 52, 91, 95: ZVG • 81: Youtube • 23, 32: Alamy • 29, 35: iStock • 52: Pxhere • 64: Shutterstock • 102: Reddit • 102: Rosintech • 27: WeedpornDaily • 95, 109: Extractcrafter • 66: Dutch passion • 78: Cogolandia.com • 114: Public Domain

NOTIZEN

NOTIZEN

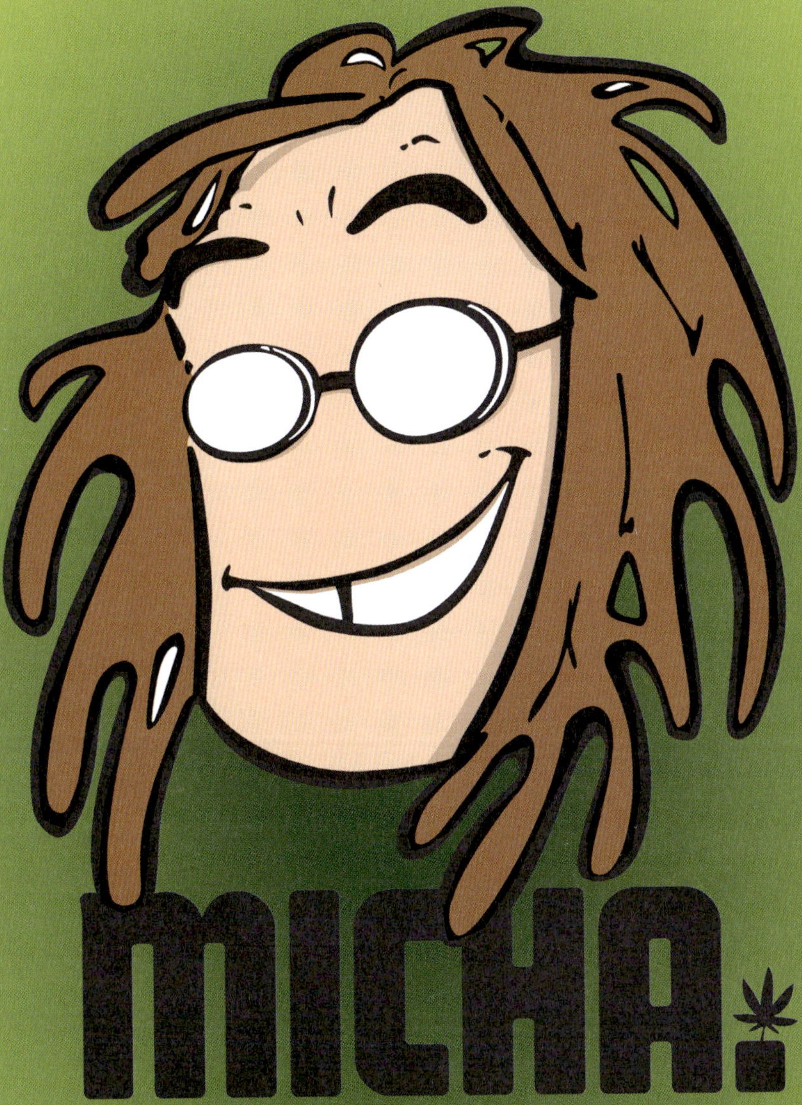

Noch mehr von Micha gibt es alle zwei Wochen auf YouTube

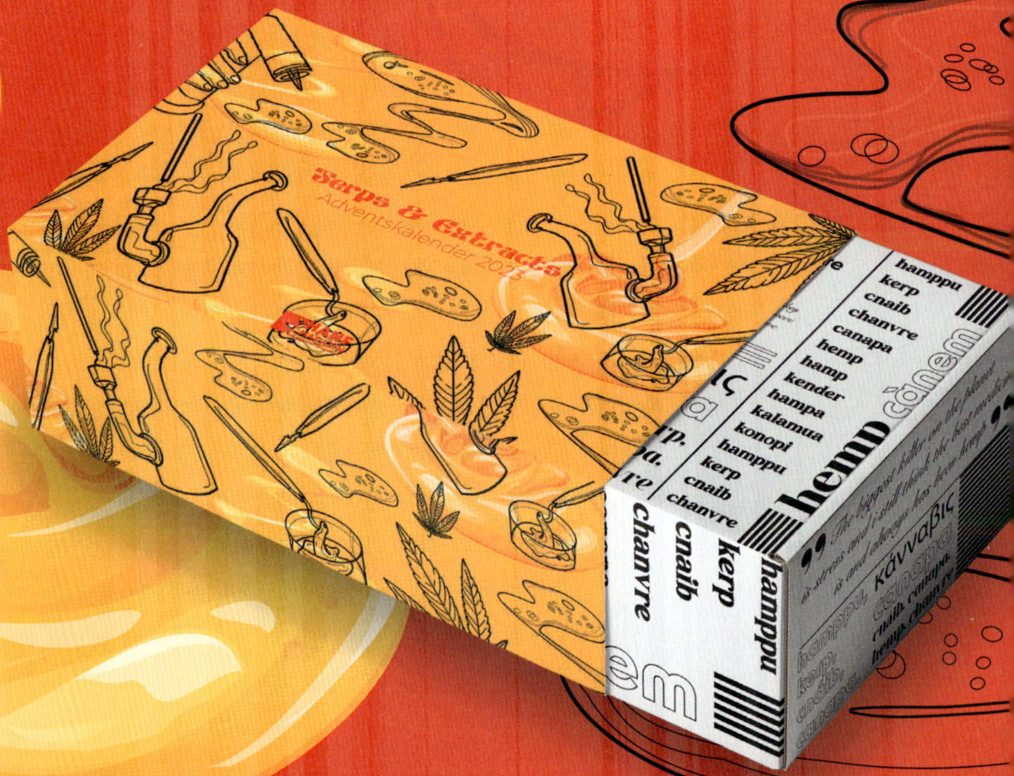
Serps & Extracts
Adventskalender 2023

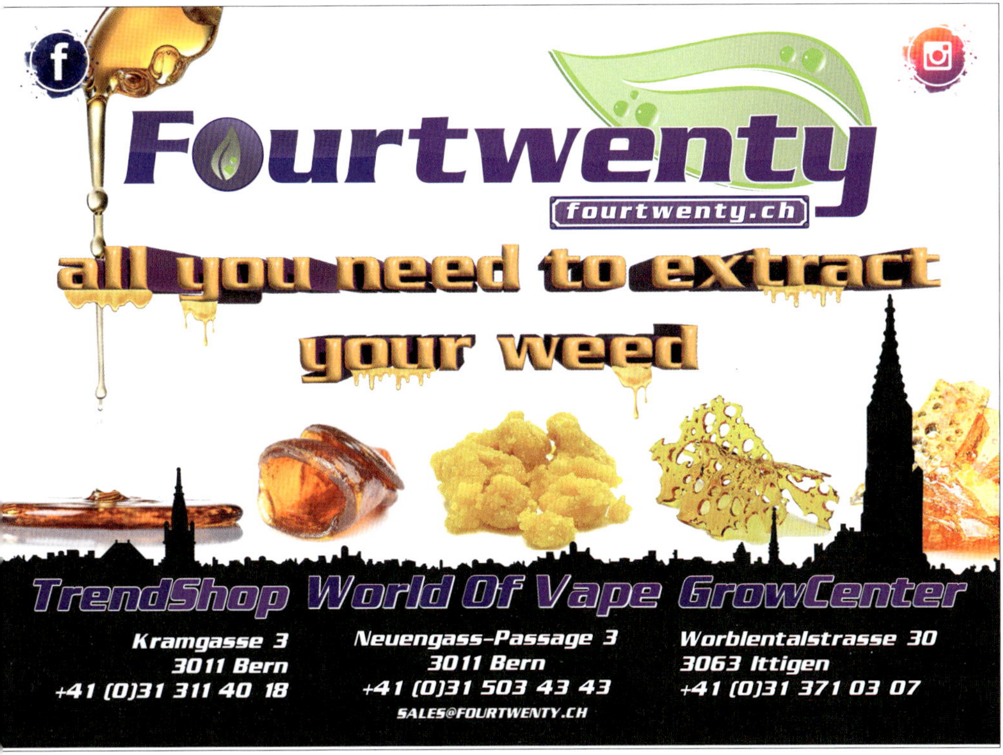
Fourtwenty
fourtwenty.ch
all you need to extract your weed
TrendShop
Kramgasse 3
3011 Bern
+41 (0)31 311 40 18
World Of Vape
Neuengass-Passage 3
3011 Bern
+41 (0)31 503 43 43
SALES@FOURTWENTY.CH
GrowCenter
Worblentalstrasse 30
3063 Ittigen
+41 (0)31 371 03 07

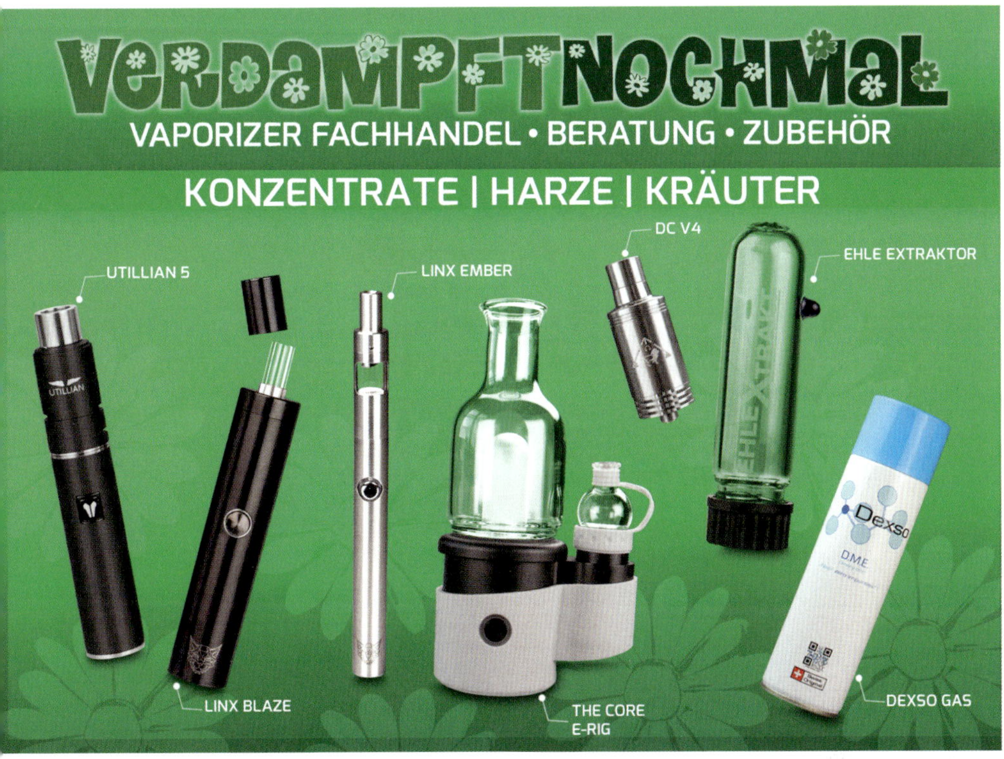
VERDAMPFTNOCHMAL
VAPORIZER FACHHANDEL • BERATUNG • ZUBEHÖR
KONZENTRATE | HARZE | KRÄUTER
UTILLIAN 5
LINX EMBER
DC V4
EHLE EXTRAKTOR
LINX BLAZE
THE CORE
E-RIG
DEXSO GAS

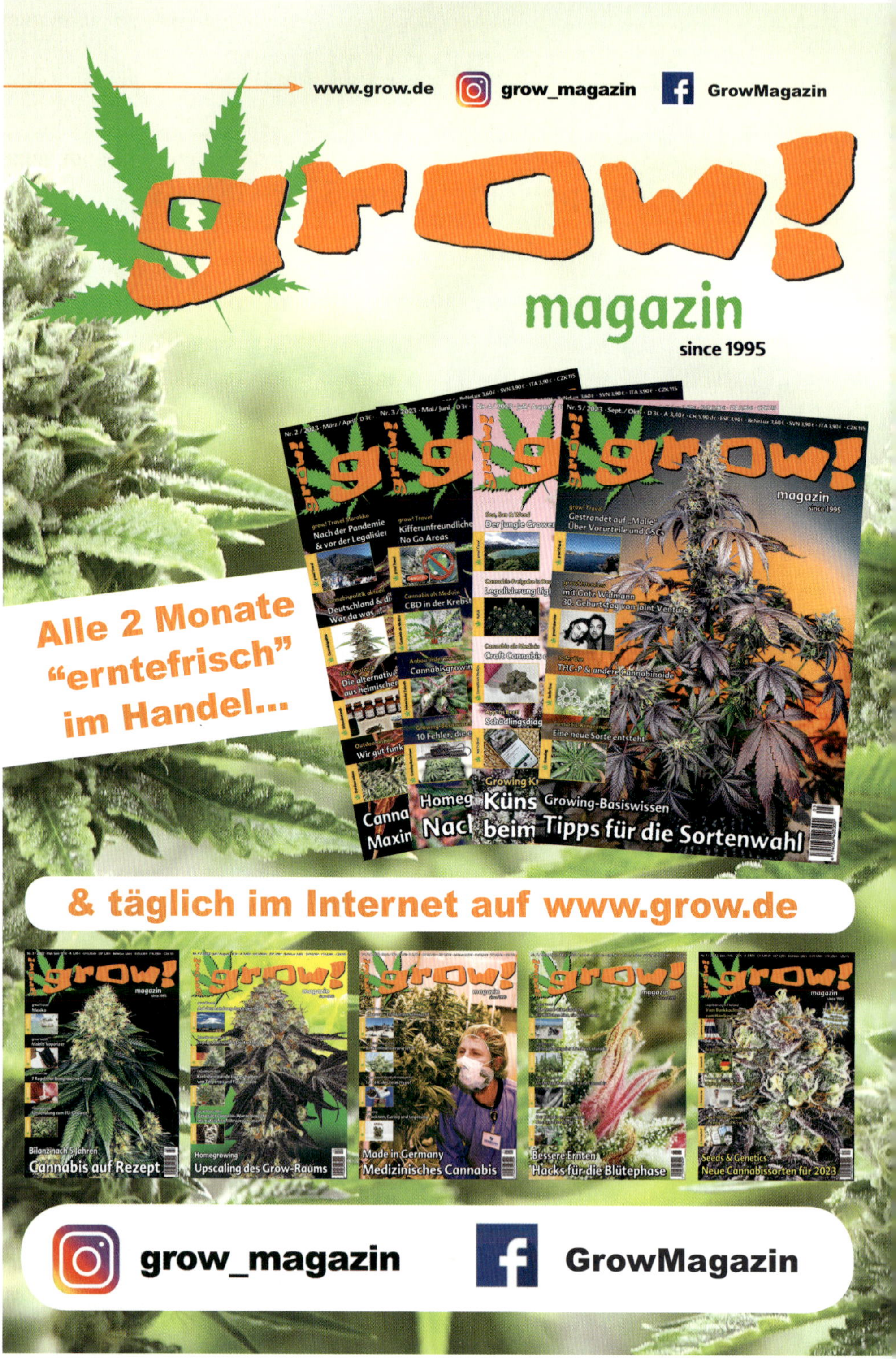
www.grow.de
grow_magazin
GrowMagazin
grow!
magazin
since 1995
Alle 2 Monate
"erntefrisch"
im Handel...
Growing-Basiswissen
Tipps für die Sortenwahl
& täglich im Internet auf www.grow.de
Bilanz nach 5 Jahren
Cannabis auf Rezept
Homegrowing
Upscaling des Grow-Raums
Made in Germany
Medizinisches Cannabis
Bessere Ernten
Hacks für die Blütephase
Seeds & Genetics
Neue Cannabissorten für 2023
grow_magazin
GrowMagazin

6. Auflage des Bestsellers!

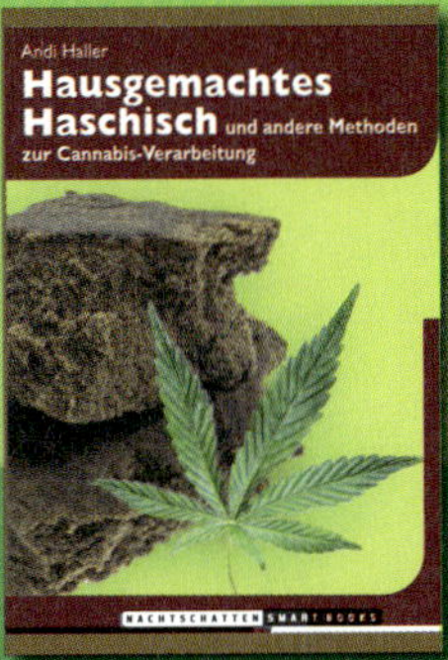

Andi Haller
Hausgemachtes Haschisch
und andere Methoden zur Cannabis-Verarbeitung

ISBN 978-3-03788-496-6
80 Seiten, Format DIN A 6

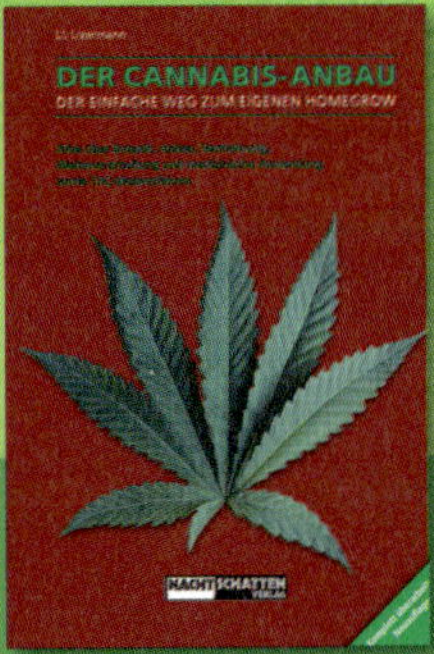

Lark-Lajon Lizermann
Der Cannabis-Anbau
Der einfache Weg zum eigenen Homegrow

IBBN 978-3-03788-134-7
160 Seiten, 14,8x21 cm
Broschur

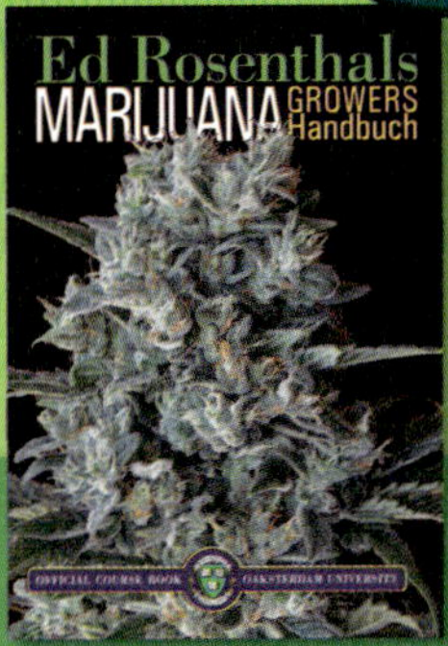

Ed Rosenthal
Marijuana Growers Handbuch
ISBN 978-3-03788-263-4
494 Seiten, 17x24 cm
viele Farbfotos, Broschur

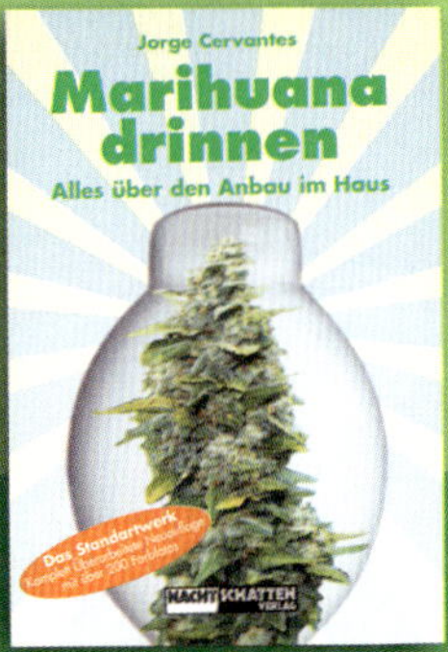

Jorge Cervantes
Marihuana drinnen
Alles über den Anbau im Haus

ISBN 978-3-907080-92-4
344 Seiten, 14,8 × 21 cm
über 200 Farbfotos, Broschur

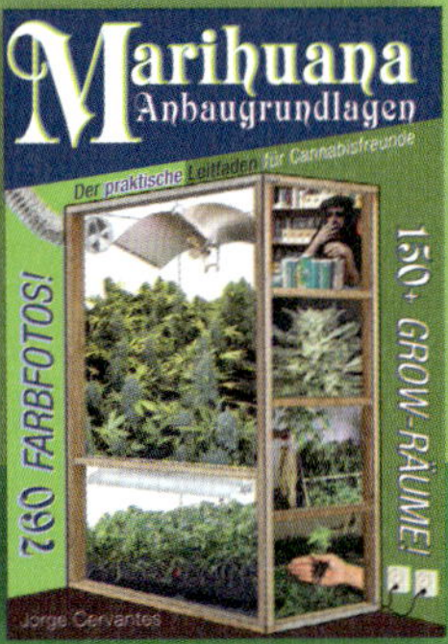

Jorge Cervantes
Marihuana Anbaugrundlagen
Der praktische Leitfaden für Cannabisfreunde

ISBN 978-3-03788-197-2
240 Seiten, 760 Fotos, 14,8 × 21 cm
Broschur

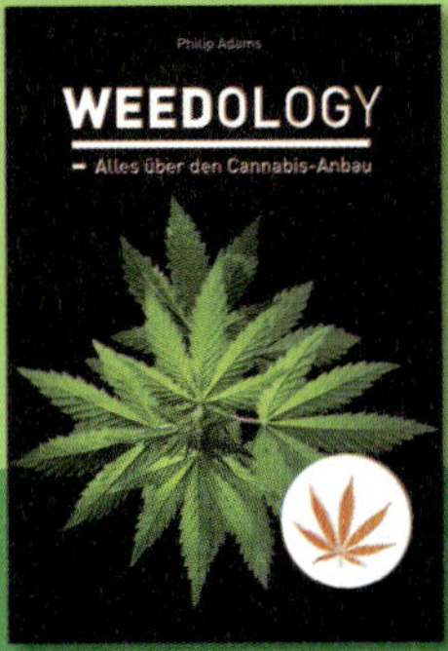

Philip Adams
WEEDOLOGY
Alles über den Cannabis-Anbau

ISBN 978-3-03788-538-3
356 Seiten, 14,8 x 21 cm
Broschur, mehr als 500 Farbfotos und Illustrationen

NACHTSCHATTEN VERLAG

Nachtschatten Verlag AG
Kronengasse 11
CH-4500 Solothurn

Tel +41 (0)32 621 89 49
Fax +41 (0)32 621 89 47

www.nachtschatten.ch
info@nachtschatten.ch